AF234122

**Dʳ Maurice de Fleury**
de l'Académie de Médecine,
Médecin expert près les Tribunaux,

# Les États dépressifs

et

# La Neurasthénie

AVEC UNE PRÉFACE SUR LA CLASSIFICATION DES PSYCHOSES

LIBRAIRIE FÉLIX ALCAN

# LES ÉTATS DÉPRESSIFS

## ET

# LA NEURASTHÉNIE

# DU MÊME AUTEUR

## A LA MÊME LIBRAIRIE

Introduction à la Médecine de l'esprit. 11ᵉ édition.

Les grands symptômes neurasthéniques (*Pathogénie et traitement*). 4ᵉ édition, revue, 1 vol. in-8 (*Couronné par l'Académie des sciences*).

Manuel pour l'étude des Maladies du système nerveux. 1 fort vol. grand in-8 de 998 pages, avec 133 figures en noir et en couleur dans le texte, cartonné à l'anglaise.

L'âme du criminel. 2ᵉ édition, 1 vol. in-12 de la *Bibliothèque de philosophie contemporaine*.

Bréviaire de l'arthritique.

---

Le corps et l'âme de l'enfant. 11ᵉ édition.

Recherches cliniques sur l'épilepsie et sur son traitement.

Pathogénie de l'épuisement nerveux (*Épuisé*).

Traitement rationnel de la neurasthénie (*Épuisé*).

L'insomnie et son traitement (*Épuisé*).

Contribution à l'étude de l'hystérie sénile (*Épuisé*).

Pasteur et les Pastoriens (avec un portrait à l'eau-forte par Bracquemond).

Les causeries de Bianchon.

Nos enfants au collège, 3ᵉ édition.

Quelques conseils pour vivre vieux, 10ᵉ édition.

**Dr MAURICE DE FLEURY**

Membre de l'Académie de Médecine.
Médecin expert près les tribunaux.


# LES ÉTATS DÉPRESSIFS

## ET

# LA NEURASTHÉNIE

AVEC UNE PRÉFACE

SUR

LA CLASSIFICATION DES PSYCHOSES

PARIS

LIBRAIRIE FÉLIX ALCAN

108, BOULEVARD SAINT-GERMAIN, 108

1924

# A PAUL BOURGET

EN SOUVENIR

DE NOTRE ERNEST DUPRÉ

Une partie de cet ouvrage constitue l'article *Neurasthénie*, dans la 2ᵉ édition du *Traité de Pathologie médicale et de Thérapeutique appliquée* dirigé par MM. Sergent, Ribadeau-Dumas et Babonneix (Maloine, éditeur).

# PRÉFACE

## SUR LA CLASSIFICATION DES PSYCHOSES

*Ce qui me paraît avoir le plus manqué à la psychiatrie — j'y comprends les psychonévroses — c'est un cadre nosographique, de justes classifications, des définitions précises. Des hommes éminents, de façon plus ou moins directe, ont, de tout temps, travaillé à cette tâche ; et l'on peut dire que chacun d'entre nous, observateur au lit du patient ou chercheur de laboratoire, ne fait pas autre chose, si partiel que soit le phénomène qu'il s'attache à relever.*

*La science médicale doit être clinique avant tout, et je suis convaincu que le plus sûr moyen d'y faire de bonne besogne est d'apporter des observations bien prises. Pourtant, de temps à autre, un travail de synthèse, autant dire de nettoyage, devient indispensable. Ayant accumulé des faits particuliers, qui se contenterait de les ranger par ordre alphabétique ? Nous savons bien qu'ils ne prendront tout leur sens que le jour où il sera devenu possible de leur assigner une place dans un ensemble. Le propre de toute science naturelle est d'aboutir à une classification.*

*Toujours — et notamment en 1904, devant la Société de l'Internat [1] — j'ai protesté contre cette tournure d'esprit que l'on voit, par exemple, aux ouvrages du professeur Dubois (de Berne), et qui tend paresseusement à considérer toutes les psycho-névroses comme ne constituant, en somme, qu'un seul état morbide.*

*Alors qu'en France nous nous efforcions d'établir avec soin les signes distinctifs de chaque maladie, le maître Bernois imprimait que dégénérescence mentale, hystérie, neurasthénie, hypocondrie, psychasthénie et névrose d'angoisse ne sont séparées que par des différences artificiellement établies. Ce savant, universellement connu, de qui la vie fut respectable et qui parlait éloquemment, a travaillé, sa vie durant, à remettre tout, comme on dit, dans le même sac et à rétablir de ses mains le vieux chaos du nervosisme.*

*Parlant de son Zadig, Voltaire écrit : « Il acquit bientôt une sagacité qui lui découvrait mille différences où les autres hommes ne voient rien que d'uniforme ». C'est une bonne définition de l'esprit scientifique, lequel comporte, à mon avis, une certaine foi, — non point aveugle et de charbonnier,*

---

1. L'état mental neurasthénique. *Archives générales de médecine*, octobre 1904.

mais expérimentale et scientifique, — la foi aux lois de la nature. Ces lois s'étendent aux maladies de l'homme, des animaux et des plantes, comme au reste de l'Univers. Les défaillances de notre esprit n'évoluent pas hors des sciences naturelles.

Un des médecins spécialistes qui, par son savoir et par ses vertus, mérite le plus d'admiration et de respect, tend, à mesure qu'il vieillit dans le métier, à ne plus oser désigner franchement un état mental qu'il observe, tant il se sent porté, par tempérament, à trouver que la règle est rare, et fréquente l'exception. La tournure de son esprit, par ailleurs éminent, fait que son attention se porte de préférence sur les cas atypiques et qu'il incline à ne plus formuler que rarement un diagnostic et un pronostic fermement établis. Il me fait songer à un anatomiste qui, sous prétexte qu'il y a des plis de passage, douterait de l'existence des circonvolutions dans l'écorce cérébrale et de leur régulière distribution topographique.

J'ai cette foi, et je voudrais la faire partager, que les types nosographiques existent en psychiatrie. Pratiquement, chacun d'eux ne varie que dans de très faibles limites. Leur pureté foncière ne s'altère point alors que nous sommes mis en présence, ce qui arrive fréquemment, d'associations morbides : on la retrouve intacte si l'on veut bien la rechercher. Prenons l'exemple le plus banal : un malade atteint de dépression mélancolique, d'agitation subanxieuse et d'idées secondaires de persécutions, n'est point étrange ni atypique : c'est un sujet en qui s'unissent les manifestations de la constitution cyclothymique, celles de la constitution émotive et celles de la paranoïa légère. L'ensemble est un complexe : chacune des trois constitutions y persiste à l'état de pureté, ainsi que des corps simples au sein d'un mélange chimique.

****

Ce besoin que, pour ma part, je ressens vivement, de croire à des lois naturelles, n'est pas uniquement souci philosophique. La nosographie nous est, au fond, pratiquement indispensable. Appelés auprès d'un malade, il nous faut bien répondre aux questions de la famille qui nous demande de quoi il est atteint, quelle sera l'évolution vraisemblable du mal, quel est le traitement que la raison commande. Comment peut-on répondre, si l'on n'est pas précisément l'un de ceux qui, comme Zadig, savent voir les différences et reconnaître les espèces morbides ? C'est là l'enseignement dont les étudiants et les médecins ont soif et qu'il faut leur donner.

Telle qu'on la leur présente, dans la plupart des ouvrages d'ensemble qu'il m'a été donné de lire, la psychiatrie leur apparaît singulièrement difficile, étrange, touffue et rebutante, semblable à quelque forêt vierge où l'on ne se hasarde pas bien *volontiers, — tandis que le reste de la pathologie médicale se montre à eux pareille à un jardin français aux allées droites, dessinées, permettant d'embrasser l'ensemble d'un coup d'œil. La table des matières d'un grand nombre de nos traités ou de nos manuels est, à elle seule, une énigme, tant le classement des maladies apparaît livré au hasard.*

*Eh bien ! l'heure est venue de faire, pour la pathologie mentale, ce qu'on a fait depuis long-temps pour la médecine générale, la chirurgie, l'ophtalmologie ou l'obstétrique. Je voudrais aider les jeunes médecins de la génération montante à comprendre et à aimer cette psychiatrie que je tiens pour le plus noble objet d'étude, qui touche aux plus hauts problèmes humains et qui est bien plus intelligible, plus simple, plus captivante qu'on ne le croit communément.*

*On lui reproche de n'avoir point cette base solide que fournit, pour la pneumonie, la typhoïde ou l'hémiplégie d'origine cérébrale, l'étude comparée des signes et des lésions, la méthode anatomo-clinique.*

*Le 10 décembre 1918, prononçant devant l'Académie de médecine, l'éloge de notre grand Magnan, le secrétaire perpétuel Debove, déclarait : « Nous « avons des doutes sur la réalité des diverses entités « morbides ; il nous paraît difficile de classer les « maladies lorsqu'on n'a pour base ni l'anatomie*

« *pathologique, ni l'étiologie : l'anatomie patholo-*
« *gique de la plupart des vésanies est négative : on*
« *les appelle des névroses, et le mot exprime seule-*
« *ment notre ignorance, car toute maladie est due*
« *à une altération de l'organisme.* »

*Parlant ainsi, Debove formulait la pensée d'un grand nombre de médecins ; cette phrase, que je viens de citer, est un fort bon point de départ pour un débat sur ce sujet.*

*Et d'ailleurs, récemment, à l'une des séances de la Société de Psychiatrie, quelqu'un parlait, avec une cordiale commisération, de ces malheureuses psychoses qui attendent encore leur anatomie patho-logique, un peu comme Cendrillon attendait, au coin de l'âtre, la fée libératrice.*

*C'est une question qui m'a beaucoup préoccupé. Alors que nous étions, au service central psychia-trique du Val-de-Grâce, les collaborateurs de Marcel Briard, je l'ai longuement débattue avec Achille Delmas, qui s'y est particulièrement attaché. Plus j'observe, plus j'y pense, et plus je suis con-vaincu que l'opinion de Debove et de tant d'autres, touchant l'anatomie pathologique des psychoses, n'est qu'une idée superficiellement et très partielle-ment juste.*

*Le remarquable ouvrage d'Achille Delmas et de Marcel Boll sur l'analyse de la Personnalité*

*Humaine* [1], *contient une très importante et très nouvelle classification des Psychoses.*

*On va pouvoir juger de sa valeur clinique et de son intérêt philosophique.*

*Embrassant d'un coup d'œil la pathologie mentale telle que nous la voyons présentement constituée par les conquêtes de Magnan et de ses élèves* [2], *par Kraepelin et son école, par Deny, par Ernest Dupré, qui a tant contribué à mettre en relief l'importance capitale des constitutions morbides, Achille Delmas conçut un jour que la science des maladies mentales comporte deux grandes catégories d'états morbides* [3] *qui se classent d'eux-mêmes et sans qu'il soit besoin de les y contraindre par artifice.*

*D'une part, une série de maladies mentales bien définies, incontestablement liées à des lésions, transitoires ou permanentes, du système nerveux central, de l'encéphale. Pour cette première catégorie de psychoses, l'anatomie pathologique a été faite, plus ou moins aisément, plus ou moins*

---

1. Le principal défaut de cet ouvrage me paraît être d'avoir accumulé en un volume un trop grand nombre de notions nouvelles qui, par leur importance, eussent mérité d'éclore successivement.

2. Singulièrement Sérieux et Capgras dont le grand ouvrage consacré aux *Folies Raisonnantes*, délire d'interprétation et délire de revendication, a fixé l'un des points cardinaux de la nosographie.

3. Il convient ici de nommer le professeur Jalgersma, de Leyde, de qui la classification, moins complète que celle de Delmas, s'en rapproche pourtant.

*complètement, mais de telle manière que tout le monde, maintenant, la connaît et la reconnaît.*

*Ce sont les psychoses accidentelles, toxi-infectieuses, dont la liste comprend :*

L'ALCOOLISME ET LES DIVERSES TOXICOMANIES ;

LA CONFUSION MENTALE ;

LA NEURASTHÉNIE VRAIE ;

LA DÉMENCE PRÉCOCE *hebéphrénocatatonique ou paranoïde ;*

LA PSYCHOSE HALLUCINATOIRE CHRONIQUE, *sœur de la précédente ;*

LA PARALYSIE GÉNÉRALE ;

L'IDIOTIE ;

L'ÉPILEPSIE ;

LES DÉMENCES ORGANIQUES ;

LA DÉMENCE SÉNILE.

*Voilà des psychopathies à lésions toxiques, légères ou destructives, aboutissant, si elles sont graves, à la démence, à l'affaiblissement progressif et global des facultés intellectuelles, et dont l'origine, agénésique comme dans l'idiotie, dysgénésique comme dans le mal sacré, involutive comme dans la démence sénile, accidentelle comme pour la paralysie générale, ne laisse point de doute. Je ne crois pas qu'il puisse y avoir sur ce point de sérieuse discordance*[1].

---

1. Un débat important, soulevé l'an dernier devant la Société de psychiatrie, a montré que si cette division des psychoses paraît avoir surpris certains savants aliénistes, elle a pourtant, après deux ou trois séances de discussion très nourrie, fait un grand pas dans l'opinion de la plupart d'entre eux.

***

*Reste le groupe des psychopathies « qui attendent encore leur anatomie pathologique ». Voyons si nous ne trouvons pas à cette carence quelque raison plausible.*

*Cliniquement, qu'est-ce qui distingue ces psychoses de celles dont nous venons de donner l'énumération ?*

*D'abord leur séméiologie. Tandis que les manifestations cliniques des psychoses anatomiques apparaissent désordonnées, contradictoires, chaotiques, confuses — et, de ce fait, assez pauvrement instructives, au point de vue psychologique, — les maladies mentales dénuées de lésions actuellement appréciables, se montrent, au contraire, merveilleusement systématisées. Leurs manifestations psychiques sont remarquablement coordonnées, régulières, fidèles et, par suite, admirablement éclairantes au point de vue de la connaissance de la personnalité humaine. Elles sont, en ce sens, si instructives, qu'Achille Delmas et Marcel Boll, dans leur ouvrage, fondent, sur leur connaissance approfondie, une base singulièrement robuste à la psychologie normale.*

*Ces psychoses sans lésions connues, notons encore qu'elles sont, non point accidentelles, comme les autres, mais bien constitutionnelles, héréditaires, souvent familiales ; on en porte le germe dès le sein maternel, on en garde toute sa vie la constitution ; et les épisodes nécessitant l'intervention du médecin ne sont rien d'autre que les manifestations aiguës ou subaiguës de ce fond constitutionnel.*

*Tout compte fait, leur nombre ne dépasse pas cinq, et c'est là ce qui reste de la pathologie mentale, ôtées les psychoses organiques.*

*Voici leur énumération ;*

*PSYCHOSE CYCLOTHYMIQUE, comprenant la manie et la mélancolie que, désormais, on ne saurait décrire isolément ;*

*PSYCHOSE ÉMOTIVE, ANXIEUSE, embrassant tout le vaste domaine des obsessions et de ce que Pierre Janet a nommé la psychasténie,*

*PSYCHOSE PERVERSE (moral insanity) ;*

*PSYCHOSE MYTHOMANIAQUE, comprenant l'hystérie ;*

*PSYCHOSE PARANOIAQUE, comprenant la psychose interprétative chronique et le délire de revendication.*

*Ces cinq-là, nous le voyons bien, sont d'une sorte toute particulière. Elles se révèlent à nous purement psychiques et ne gardent vraiment plus rien d'anatomique, de neurologique.*

*Ce sont psychoses pures et non point maladies de la substance cérébrale, des cellules, des vaisseaux sanguins ou de la névroglie. Jamais personne n'a pu leur découvrir l'ombre d'une lésion encépha-*

lique : le cerveau de tous ces malades, quand il est donné de le voir, apparaît — macroscopiquement et microscopiquement, par les procédés de recherche les plus modernes — tout pareil à celui des hommes mentalement normaux.

Les intoxications accidentelles n'y sont vraisemblablement pour rien. En vérité, l'on n'y peut voir que des troubles, de formidables troubles du caractère, des maladies de la personnalité affective.

Chacune de ces maladies mentales naît sur un terrain constitutionnel particulier, spécifique. Il existe chez tous les humains, une constitution cyclothymique, une constitution émotive, une constitution perverse, une constitution menteuse ou mythomaniaque, une constitution paranoïaque, fortes, légères, moyennes ou déficientes ; et chacune de ces constitutions n'est que, poussée jusqu'au pathologique, l'une des dispositions naturelles à l'homme. Suis-je clair ?...

Comment, dès lors, pourrait-on avancer que ces psychoses ont une anatomie pathologique ou regretter qu'elles n'en aient point ?

Comment raisonnablement imaginer l'anatomie pathologique de l'optimisme, du scrupule, de l'angoisse, de la malignité perverse, du mensonge ou de l'orgueil de soi avec défiance d'autrui ?...

Voilà longtemps que je cherche en vain quelque lacune, quelque fissure à la classification de Delmas, que j'ai vue naître et se constituer dans son *esprit : plus j'observe et plus je demeure convaincu que les seules psychoses sans anatomie pathologique sont celles que je viens de dire, constitutionnelles, nettement systématisées, essentiellement psychologiques.*

** **

*J'ai lu et entendu quelques objections.*

*L'une porte sur l'aspect de délire des persécutions que revêt assez fréquemment, la psychose hallucinatoire chronique. Regardez d'un peu près et voyez tout ce qui sépare cette maladie accidentelle. assurément toxique, mal systématisée, hallucinatoire comme une sorte de confusion mentale chronique et à évolution démentielle, de la paranoïa constitutionnelle revendicatrice, essentiellement congénitale, qui jamais ne présente la moindre hallucination, ne comporte aucun affaiblissement psychique et demeure parfaitement pure en sa systématisation.*

*La psychose hallucinatoire, toutes proportions gardées et, comme on dit, mutatis mutandis, est à la constitution paranoïaque ce que la neurasthénie vraie — on le verra dans le petit ouvrage que voici — est à la mélancolie constitutionnelle des cyclothymiques.*

*Par ailleurs, comment ne pas tenir compte de ces* psychoses érotomaniaques *dont M. de Clérambault, médecin en chef de l'Infirmerie Spéciale, nous a donné, ces temps derniers, la description magistrale et parfaitement véridique ?... Certes, rien de plus légitime que la reconnaissance de cette catégorie de persécutés-persécuteurs, et Clérambault mérite que son nom lui reste attaché. Mais, de toute évidence, ces cas d'érotomanie ne constituent qu'une variété importante et fréquente de la grande classe des paranoïas constitutionnelles, des folies raisonnantes à forme de revandication.*

*Ces malades ont tout du paranoïaque : l'orgueil sans bornes, qui leur confère la certitude d'être aimés ; l'égocentrisme, qui fait que rien n'arrête leur bon plaisir et qu'ils abusent sans mesure du temps de leur victime ; la défiance, grâce à quoi ils la soupçonnent de tramer mille perfidies ; l'intégrité intellectuelle qui leur permet, pour peu qu'ils soient doués, de donner à leurs arguments une infinie variété ; la tendance revendicatrice, qui les conduit à réclamer impérieusement, obstinément, leur dû — dans l'espèce, l'amour — et à se venger quand ils ne sont pas contents de ce qu'on leur en donne. D'où leur façon de harceler l'objet aimé de leurs visites, de leurs rencontres dans la rue, de leurs lettres, de leurs appels téléphoniques, où, sans relâche les paroles de passion s'entremêlent aux allusions blessantes et aux phrases de menaces. Oui, certes, variété de paranoïa, un peu, peut-être, comme le syndrôme de Cottard n'est autre chose qu'une variété de mélancolie.*

*Reste la question, assurément intéressante, des délires dits d'Imagination. Ils font partie de l'œuvre de Dupré et de son très brillant collaborateur le docteur Logre.*

*Je n'ai pas, pour ma part, observé de cas aussi complets que ceux qui ont été publiés jusqu'ici par ces deux savants. Tout ce que je peux dire, c'est que les malades de même sorte ou approchants, qu'il m'a été donné de suivre, présentaient, non pas un état pathologique à proprement parler nouveau, mais bien une association morbide, nettement caractérisée par :*

*1º Une constitution mythomaniaque très marquée, soit une tendance naturelle forte au mensonge pathologique ;*

*2º Une réelle imagination créatrice, leur permettant de colorer, de diversifier, d'amplifier, de développer à la façon d'un motif musical, le thème de leur récit inventé ;*

*3º Une période d'excitation hypomaniaque, décuplant leur activité psychique, leur fournissant la richesse verbale ou graphomaniaque et leur communiquant un état de griserie, qui peut aller jusqu'au délire.*

*Ce que j'ai vu par moi-même m'a conduit à penser que Delmas a bien fait de ranger la mythomanie, non pas au nombre des malades de l'Intelligence proprement dite, mais bien parmi les maladies de l'affectivité humaine. La mythomanie ne* m'apparaît pas comme participant de la pathologie de l'Imagination, pour ce motif que je vois tous les jours mentir — et mentir de façon morbide — des sujets qui n'ont aucune imagination et de qui les fabulations sont d'une lamentable pauvreté. L'imagination, chez eux, n'est qu'un appoint ; elle fait, non pas la mythomanie elle-même, mais uniquement la richesse et la diversité de ses expressions.

Et c'est pourquoi, malgré mon culte pour la mémoire de mon ami Dupré, malgré ma sympathie pour le talent de Logre, je ne pense pas qu'il convienne de classer la mythomanie hors des cadres établis, par Achille Delmas, sur des données cliniques, solides comme roc.

La confusion, le chaos, nous les voyons entretenus — et c'est chose fatale, — par la riche multiplicité des recherches, par la hâte fébrile à publier, par l'importance inconsidérément accordée à quelque jolie trouvaille expérimentale, curieuse, certes, et instructive, mais partielle et que l'on met un peu vite en balance avec des notions fondées sur un immense amas d'observations bien prises.

J'en voudrais donner deux exemples.

Au dernier Congrès français de médecine [1], nous

1. Bordeaux, 27, 28, 29 septembre 1923.

*avons pris connaissance d'un grand rapport, très remarquablement documenté, sur les* relations du sympathique et des glandes endocrines en pathologie. *Dans le chapitre qu'ils consacrent aux psychoses, MM. Maurice Perrin et Alfred Hans écrivent : « La folie intermittente fut d'abord considérée par Kraepelin comme le résultat d'une constitution cyclothymique ». Et les deux auteurs du rapport opposent à cette doctrine les recherches de MM. Santenoise et Tinel montrant que, souvent, le début d'une période d'excitation maniaque ou le commencement d'une période dépressive mélancolique s'accompagnent du phénomène de choc hémoclasique. Et voici la conclusion des deux rapporteurs au Congrès de Bordeaux : « En d'autres termes, la folie intermittente est une manifestation cérébrale du choc ; le choc est un phénomène sympathique favorisé par modification du tonus organo-végétatif. Donc, la folie intermittente est sous la dépendance du tonus organo-végétatif. »*

*L'excessive témérité d'un tel raisonnement appelle vraiment une réplique. On ne saurait voir de commune mesure entre les charmantes expériences de MM. Santenoise et Tinel et la conception de la cyclothymie en tant que maladie constitutionnelle. Santenoise et Tinel montrent fort bien que le passage d'un état d'excitation à un état de dépression (ou réciproquement) peut s'accompagner du phénomène colloïdoclasique, ce qui est fort intéres-*

sant. Mais ces esprits ingénieux et sages n'ont point la prétention de dire, d'abord que c'est là une loi invariable de biologie, — car l'occasion d'expérimenter sur un malade, juste au moment de ce passage, ne se rencontre que rarement, — ensuite que le choc hémoclasique est la cause profonde du changement mental. Ils comprennent fort bien que l'un et l'autre phénomène, le physique et le mental, ne sont pas indissolublement liés et que l'un peut bien n'être que l'accompagnement de l'autre, et non sa raison d'être. Nous voyons, en effet, le choc colloïdoclasique survenir sans aucune modification de l'humeur, répondant à cent appels divers et qui n'ont vraiment rien à voir avec la psychose cyclique ! Tandis que la nature constitutionnelle de la psychose maniaque-dépressive, démontrée par des centaines de milliers d'observations incontestables, est une notion fondamentale et si robustement assise, que je ne connais guère de psychiatre averti pour la mettre présentement en doute.

Le misonéisme est, certes, tendance déplorable ; mais il faut redouter aussi l'engouement aveugle pour tout ce qui vient d'éclore. Il importe de ne pas mettre, dans l'un et l'autre plateau de la balance à peser le vrai, des notions de poids trop différents. Ce rapport, par ailleurs remarquable, de MM. Perrin et Hans, va servir à l'instruction de jeunes médecins français et étrangers ; ils y puiseront, sur le point que je viens de dire, des connaissances aventureuses et qui contribueront à rejeter les esprits dans le trouble. Ces très jolies expériences ne portent en vérité atteinte, ni grave ni légère, à la doctrine, admirablement forte, des psychoses constitutionnelles.

Et je crois que la lumière ne nous viendra pas, non plus, des idées présentement fort répandues, de Bleuler sur ces états de dislocation mentale, qu'il appelle, pour certains cas schizophrénies et, pour d'autres, schizoïdies. Nul n'ignore que le savant Zurichois entend par le mot schizophrénie cette dissociation de la personnalité, cette discordance, cette rupture psychique, caractéristiques de la démence précoce.

Parti de cette conception, primitivement appliquée à une maladie mentale définie, Bleuler en est venu promptement à penser qu'une telle tendance à la discordance psychique a sa correspondance dans le domaine de la psychologie normale. La schizophrénie des déments précoces, c'est la rupture interne entre les diverses parties constituantes d'une âme ; la schizoïdie, c'est la rupture d'attaches et de communications entre une personnalité humaine et son milieu ; c'est l'isolement, peu ou prou morbide, d'une âme se renfermant dans une vie enclose, dans une autonomie de conscience. Si bien que l'humanité se partagerait simplement en deux catégories : d'une part les schizoïdes ou autistiques repliés sur leur moi, en rupture avec le milieu et, d'autre part, les syntones, *qui vivent largement la vie interpcychologique.*

J'ai cherché, je cherche encore, chez les malades et chez les sujets sains qu'il m'est donné d'observer, à contrôler le bien fondé d'une telle doctrine, et je n'y parviens pas. Plus je vais et plus elle m'apparaît à la fois bizarre et simpliste, vague, arbitraire et insuffisamment compréhensive. Je lis des observations étiquetées de ce vocable et elles m'apparaissent clairement comme des cas connus de nous depuis longtemps, où s'associent deux ou trois des cinq constitutions fondamentales énumérées plus haut ; ces complexes psychopathiques (dont la formule est, par exemple : constitution paranoïaque, + constitution cyclothymique, + constitution émotive), se peuvent réduire aisément à leurs éléments premiers.

En matière de science ou d'art, je n'aime point un nationalisme qui interdit d'admirer ou même de comprendre toute œuvre grandie ailleurs que sur notre sol. Ne tombons pas dans l'autre excès, je veux dire dans cette tendance où inclinent certains esprits, qui se croient impartialement éclectiques, à préférer habituellement ce qui se fait loin d'eux dans le temps ou l'espace, à n'admirer que ce qui vient du dehors ou du passé.

Nous avons à portée de la main de quoi largement satisfaire notre goût de bonnes et saines nouveautés.

*Auprès de ces classifications arbitraires, étranges et obscures, celle que nous apporte Achille Delmas apparaît éblouissante de justesse, de clarté, d'équilibre, de solidité sur ses bases cliniques et de force persuasive. Et je m'attache à la répandre pour le bon renom de la psychiâtrie et de la psychologie françaises.*

** **

*Quand on envisage cette classification à la fois pathologique et psychologique on peut être au premier abord surpris de la part restreinte qu'elle accorde aux états proprement intellectuels. Voilà qui mérite qu'on s'y attarde un instant, car il s'agit d'une considération générale, primordiale, sur laquelle il me semble que l'on n'insiste pas assez dans les ouvrages spéciaux.*

*Les grandes psychopathies sont, beaucoup moins qu'on ne le croit communément, des maladies de l'Intellect.*

*Le public, quelques médecins aussi, inclinent à penser qu'un aliéné est un être qui a perdu la faculté de raisonner. Cela n'est point exact, ou plutôt cela n'est vrai que pour une catégorie de maladies mentales, celles-là, seulement, qui sont déterminées par des lésions cérébrales.*

*L'idiotie, absence congénitale, atrophie agénésique de l'écorce grise, est le prototype de la maladie de l'entendement. La confusion mentale (intoxi-cation avec lésions transitoires de l'écorce grise), les psychoses démentielles, maladies lésionnelles, accompagnées d'hallucinations, aboutissant à un affaiblissement progressif de la mémoire et du jugement, sont, en même temps, maladies anato-miques de l'encéphale et maladies de l'Intellect. Ceux qui en sont atteints y laissent leur esprit.*

*Mais les cinq grandes psychoses constitution-nelles, systématisées, sans lésions appréciables, — cyclothymie, psychose émotive, psychose perverse, mythomanie, paranoïa, — n'ont rien d'anatomi-quement localisé dans le cerveau, ni rien de propre-ment intellectuel ; elles sont essentiellement du domaine affectif. Elles comportent toutes la com-plète intégrité de l'entendement. Un mélancolique a l'intelligence momentanément ralentie, engour-die, mais entière. Nul ne raisonne ni n'argumente avec plus de rigueur qu'un paranoïaque : tous ces persécutés revendicants, de qui le jugement est, sur un point unique, faussé par un état passionnel intense, demeurent, sur tous les autres points, d'une parfaite clairvoyance.*

*C'est pourquoi je ne manque pas, en tant que médecin expert pour la psychiatrie, de protester contre cette tendance encore trop répandue, qui con-siste à s'attacher surtout à l'examen intellectuel, et à mesurer au degré de lucidité psychique le degré de responsabilité d'un prévenu. C'est là l'occasion de fâcheuses erreurs, dont je pourrais citer plus d'un exemple.*

*** ***

*Donc, gardons-nous de prendre en pitié « ces malheureuses psychoses » systématisées, constitutionnelles, parce que leur manque un substratum anatomique cérébral qu'elles ne peuvent pas avoir, qu'elles n'auront jamais. Admirons-les de n'être que le grossissement énorme et purement fonctionnel du normal, qu'elles nous révèlent de manière éclatante.*

*Distinguons, une fois pour toutes, la pathologie du cerveau, de la substance cérébrale même (maladies de l'Intellect à proprement parler), de la pathologie du caractère, des maladies de l'affectivité.*

*Disons-nous bien que, s'il est exact que l'intégrité de nos centres nerveux est indispensable à l'équilibre de l'esprit, la réciproque n'est pas vraie, et qu'il peut exister d'énormes troubles du psychique sans lésions dévastatrices cellulaires.*

*Et ne dédaignons pas trop cette nosographie, ces synthèses, ces classifications où ne peut pas ne pas tendre, en fin de compte, l'esprit scientifique. Même dans le domaine le plus pratique, elles ont leur utilité. On nous parle beaucoup, et il faut s'en féliciter, d'hygiène mentale ; l'application à tort et à travers de l'hygiène à la prophylaxie des psychoses risquerait de donner des résultats fort embrouillés et de conduire au gaspillage. Elle doit tout d'abord concentrer son précieux effort sur les maladies mentales issues de ces toxi-infections contre quoi, précisément, l'homme est armé pour se défendre. Supprimez la syphilis, l'alcool, la tuberculose, et disparaîtront de la terre paralysie générale, toxicomanie, peut-être même démence précoce et psychose hallucinatoire chronique. Là résident des espérances que l'hygiéniste peut très légitimement concevoir. Et comprenons qu'il est un peu plus malaisé d'enrayer les explosions d'un état constitutionnel, tissé congénitalement dans la trame même d'une âme.*

*Une bonne classification des maladies mentales paraît encore nécessaire, à quiconque, professeur ou chef de service, organise un enseignement. Un maître qui prescrirait à une équipe de son service d'étudier jusqu'au succès final l'anatomie pathologique de la mythomanie ou de la psychose perverse, condamnerait probablement ces jeunes chercheurs à une bien longue et bien infructueuse chasse.*

*Certes, les modifications biologiques accompagnant, par exemple, l'éclosion d'un accès anxieux ou le brusque passage de la dépression mélancolique à l'excitation maniaque, sont un magnifique sujet de travail ; et il faut louer grandement le nouveau professeur de clinique psychiatrique de vouloir appliquer, à la connaissance plus intime des mala-*

*dies mentales, les ressources de l'expérimentation moderne. Il faut suivre, avec le plus sympathique intérêt, les recherches, si bien conduites, de Tinel et de Santenoise, dont j'ai dit un mot tout à l'heure.*

*Mais, si vous m'en croyez, ne plaignons plus ces pauvres psychoses qui attendent toujours leur anatomie pathologique. Elles ne l'attendent pas du tout. Elles ont mieux à faire : elles donnent naissance à la connaissance positive de la psychologie normale.*

** * **

*L'étude que l'on va lire sur la Neurasthénie n'est qu'une application particulière des idées que cette préface s'efforce d'exprimer.*

*C'est en m'attachant à situer dans l'ensemble des psychonévroses ou, si l'on veut, des petites psychoses, la maladie de Beard, que je suis parvenu à en serrer de plus près les symptômes, à en arrêter les limites, à en faire, comme on dit, le démembrement, c'est-à-dire à ne plus la confondre avec les autres états dépressifs, comme je l'avais fait lors de mes premiers ouvrages sur le même sujet.*

*Je voudrais croire que ce travail de discrimination, d'épuration, de définition soigneuse auquel je me suis livré, aidera les médecins et les gens curieux des choses de notre art à concevoir plus clairement et de façon mieux assurée les états dépres-*

sifs, constitutionnels ou accidentels, mélancolies, hypocondries, neurasthénies. Ce sont maux fréquents et pénibles, par tous pays, au genre humain.

Soyons fermement convaincus que, comme toujours, en médecine, un diagnostic plus exact doit conduire à des pronostics plus certains et à une thérapeutique mieux efficace.

Et je voudrais surtout avoir contribué, pour une part, à faire l'unité d'opinion entre psychiatres ou neuro-psychiatres, de qui les dissentiments, trop habituels, discréditent la plus belle science aux yeux des juges les moins malveillants.

Août 1923.

MAURICE DE FLEURY.

# LES ÉTATS DÉPRESSIFS

## ET

# LA NEURASTHÉNIE

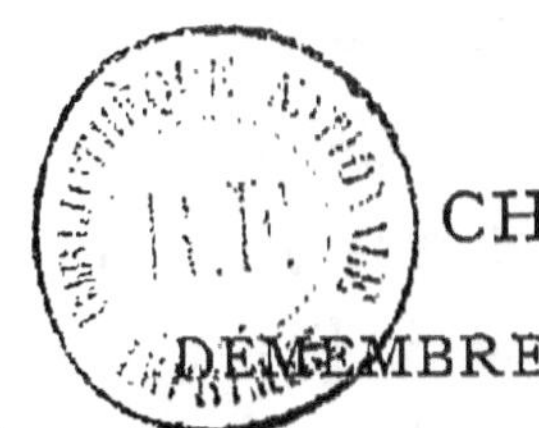

## CHAPITRE PREMIER

### DÉMEMBREMENT DE LA NEURASTHÉNIE

Sommaire : Le domaine de la neurasthénie vraie n'a pas l'ampleur que lui donnent encore aujourd'hui certains neurologistes. — La confusion des psychonévroses ou petites psychoses. — Nécessité d'une revision et d'un diagnostic différentiel des divers états dépressifs.

La maladie décrite par Beard en 1880, et qui a tenu tant de place dans les écrits des neurologues, doit-elle demeurer comme entité nosographique distincte? Si c'est oui qu'il convient de répondre, la place qu'il faut lui réserver en neuro-psychiatrie est-elle aussi large que l'ont vue tant d'écrivains qui lui ont consacré d'importantes monographies? Faut-il nommer neurasthénie tout ce que l'on a coutume d'englober

❧ I ❧

sous ce nom, que les journaux quotidiens prononcent invariablement quand il s'agit d'annoncer un suicide.

Voici vingt ans, comme je publiais un ouvrage traitant des *Grands Symptômes neurasthéniques*, le professeur Raymond me dit : « Prenez bien garde ! j'ai des nouvelles de l'étranger qui me portent à croire que la neurasthénie n'en a pas pour longtemps. » Sur quoi Brissaud, qui entendait notre conversation : « Moi, fit-il, je crois à la neurasthénie, parce que j'en vis ! » Et il est bien certain que la plus grande part de la clientèle des médecins neurologistes se constitue de malades atteints de l'une ou de l'autre de ces petites psychoses dépressives que l'on confond habituellement sous le nom de neurasthénie.

Bien que Brissaud fût un esprit de très belle envergure, je pense que, ce jour-là, Raymond se rapprochait plus que lui de la vérité, alors qu'il faisait allusion aux idées de Kraepelin et de son école, récemment divulguées et mises au point par un éminent aliéniste français, le docteur Deny.

L'opinion d'un grand nombre des neurologues

est demeurée, à peu de chose près, celle qu'exprimait Brissaud, de façon si joliment pittoresque. Sans doute, certains d'entre eux ont actuellement le sentiment que le vocable neurasthénie manque de précision ; et j'en connais, parmi les plus illustres, en France et à l'étranger, qui ne désignent jamais un état psychonévropatique par une appellation nette, mais qui se contentent, et pour cause, de vagues dénominations.

Dubois (de Berne) — de qui l'influence, considérable au cours de ces trente dernières années, m'a toujours paru regrettable — enseignait qu'il n'y a qu'une psychonévrose et « qu'il n'existe que des différences artificielles pour séparer la neurasthénie, l'hystérie, la mélancolie, l'hypocondrie, la psychasthénie, la névrose d'angoisse et les états de dégénérescence mentale ».

Maintenant nous savons, de connaissance ferme, scientifique, qu'il s'agit là d'états morbides autonomes, de maladies qui diffèrent par leur origine, leurs symptômes, leur mode d'évolution, leur pronostic, chacune étant justiciable d'une thérapeutique particulière, rationnellement adaptée.

Pas de médecine sans un diagnostic précis. Quand un psychopathe ou son entourage nous pressent de leur dire quel avenir il faut prévoir, comment le ferions-nous sans avoir distingué le mal dont il s'agit ?

Ce petit livre s'attachera surtout à établir une définition ferme du mal neurasthénique, confondu, dans presque toutes les descriptions classiques, avec plusieurs psychonévroses ou petites psychoses, qui ne lui ressemblent qu'un peu et d'assez loin.

Ni Brissaud, ni Raymond, n'avaient complètement raison.

A la question qu'il faut bien se poser : existe-t-il une neurasthénie ? nous pouvons, dès à présent, répondre par une affirmation qu'il nous appartiendra de prouver par la suite. Il y a bien une neurasthénie, mais cette maladie, dont la fréquence est partout proclamée, est bien plus rare qu'on ne le croit communément.

Pour y voir clair sur ce terrain, il nous faut faire ce qu'on a fait pour l'hystérie : procéder au démembrement, devenu nécessaire, de la neurasthénie.

# CHAPITRE II

## CE QUI N'EST PAS DE LA NEURASTHÉNIE

Sommaire : Causes d'erreurs et ressemblance de tous les
états dépressifs. — Leurs différences capitales. —
1ᵉʳ type : le mélancolique cyclothymique. — 2ᵉ type :
le déprimé constitutionnel. — 3ᵉ type : l'hypocondriaque. — 4ᵒ type : l'hyperémotif. — Les grandes caractéristiques de la neurasthénie vraie.

Tous les états de dépression neuropsychique
ont entre eux certains points de ressemblance
qui ne pouvaient pas ne pas aider à leur confusion. Les malades touchés par l'une de ces
psychonévroses viennent à nous, disant :

— Je suis neurasthénique. Je le sais parce
que j'ai beaucoup lu touchant cette maladie,
et parce que mon médecin me l'a dit.

Diagnostic comparable à ces préparations
chimiques imparfaites, trop répandues dans le
commerce. Essayons d'obtenir un diagnostic
épuré, comme on obtient, au laboratoire, par

cristallisations successives, un sel chimiquement pur.

*Premier type*. — Voici un premier malade à la démarche incertaine, aux traits tombants, à l'air découragé, à la parole rare, à la voix assourdie ; il sort, non sans peine, d'un état demi stuporeux pour se plaindre d'une grande fatigabilité, à la fois psychique et physique, d'un sentiment pénible de vide dans la tête, d'un profond ennui ; il manque d'appétit pour les choses de l'esprit comme pour les aliments ; il n'a plus de plaisir à vivre ; un dégoût général s'est emparé de lui ; son humeur est devenue morose jusqu'à la maussaderie ; sa tristesse s'accompagne d'un véritable ralentissement des opérations de l'esprit ; il se sent assiégé par les idées d'humilité, d'indignité, de ruine et, comme on dit, par la peur de manquer ; il n'a plus en lui ce ressort qui permet de se déterminer, de faire un choix, d'agir.

Demandez-lui comment son mal a débuté ; priez-le de bien préciser : il vous expliquera — ceci est d'importance — que le physique et le moral ont été pris en même temps ; que, dès les premiers jours, la tristesse, le découragement, les idées pessimistes se sont montrés en même temps que la fatigue musculaire.

Demandez-lui encore sous quelle influence il est tombé dans un pareil état et il vous répondra, ou bien que le mal a débuté sans cause appréciable, ou bien encore qu'il est survenu à la suite d'un surmenage[1]. En effet, pendant les mois ou pendant les années qui ont précédé la survenue de l'état dépressif actuel, ce malade a vécu avec une intensité singulière, fournissant un labeur si considérable, si soutenu, que la notion de surmenage apparaît, au premier abord, très plausible ; elle l'est d'autant plus que, non content d'un travail énorme, cet homme donnait au plaisir les heures qui n'étaient pas consacrées à sa profession.

Poussons plus loin notre investigation, et nous apprendrons que cette double dépense d'énergie se faisait avec une aisance singulière, sans effort, sans fatigue, par un véritable besoin d'expansion, par une exubérance de force débordante. Par conséquent, sans surmenage.

---

1. Certaines crises de dépression mélancolique, d'ailleurs nettement périodiques, peuvent être déclanchées sous l'influence manifeste d'un choc émotif, chez les sujets doués d'une très vive hyperémotivité constitutionnelle.

En fouillant le passé de ce malade et les antécédents de sa famille, vous apprendrez en outre
— pourvu qu'il ne soit plus tout jeune — qu'il
a eu antérieurement, à une, deux ou trois
reprises, de petites périodes dépressives, moins
accentuées que celle-ci, nettement dessinées
pourtant : et vous retrouverez, chez son père
ou sa mère, chez quelques-uns de ses collatéraux, cette même tendance constitutionnelle à
vivre tantôt en état d'excitation hyperactive et
tantôt en état de dépression et d'abattement.

Celui-là est-il un neurasthénique ? Bien certainement non. C'est un cyclothymique, atteint
d'une maladie constitutionnelle héréditaire, et
dont la vie se passera en alternances d'excitation
ou de dépression avec, çà et là, des paliers plus
ou moins durables d'état sensiblement normal.
La neurasthénie est, nous le verrons, de tout
autre nature. Mais disons tout de suite que le
clinicien, ayant à examiner un déprimé du système nerveux, doit s'inquiéter de savoir s'il ne
s'agit pas d'un état constitutionnel et périodique; car les trois quarts des psychopathes
étiquetés neurasthéniques sont, en réalité, de
petits cyclothymiques.

*Second type*. — Celui-ci est atteint depuis sa naissance d'une incapacité naturelle à l'action, d'une lassitude chronique ; il est né fatigué ; il manque de spontanéité pour le labeur ou le plaisir. S'il travaille, ce n'est pas, comme le précédent, par besoin d'écouler de la force en trop, mais laborieusement, péniblement, avec efforts, pour satisfaire à la nécessité, par sentiment du devoir, sous l'aiguillon de l'amour-propre ou de l'ambition. Il a connu la lassitude de tous temps et la belle humeur ne lui vient que transitoirement, sous l'influence d'un milieu favorable. De temps à autre, cette vitalité mineure fléchit encore, dessinant une courbe nettement dépressive. En présence de tels symptômes, le diagnostic qu'évidemment il convient de porter est celui de *périodes mélancoliques chez un déprimé constitutionnel.* Et ce n'est pas de la neurasthénie, mais une variété de la cyclothymie.

*Troisième type*. — Voici un autre patient, certes bien dénué de joie de vivre, mais plus exactement préoccupé que triste. Encore qu'il se déclare le plus malheureux du monde, il trouve des mots abondants et une verve véritable pour conter ses misères. De crainte d'en oublier une, il tire de son portefeuille la liste où il a redit, deux ou trois fois, chacune des manifestations de son mal. C'est l'homme aux petits papiers de Charcot. Il déclare souffrir abominablement des régions les plus diverses de sa lamentable personne. Ces douleurs sont éparses, sans type défini, sans correspondance anatomique ni localisations plausibles, débordant d'un organe sur l'autre, ne revêtant les caractères propres ni au rhumatisme, ni à la névralgie. Aucune médication connue ne réussit à les calmer plus de deux ou trois jours, encore que le malade absorbe des quantités invraisemblables de drogues, dont il demande l'ordonnance soit à la publicité des grands quotidiens, soit à des médecins toujours renouvelés, soit encore dans quelque pharmacie dont il est l'hôte familier.

Il médit de la médecine et ne peut s'en passer ; avec quelle amertume ne reproche-t-il pas aux neurologistes de ne pouvoir rien pour ses maux, que les nommer *topoalgies*. Égocentriste et *autophile*, uniquement préoccupé de soi, singulièrement orgueilleux de maux qui n'arrivent qu'à lui et qui passent en perfection tout ce qui s'est vu jusqu'alors — *oui, je te loue, ô ciel, de ta persévérance* — habituellement économe jusqu'aux confins de l'avarice, c'est une sorte de persécuté sur qui s'acharne le destin.

Nombre d'auteurs en ont fait le type du neurasthénique, la neurasthénie étant pour eux la maladie imaginaire, purement psychique, née de la pusillanimité, et que sauront guérir quelques conseils réconfortants. Ce malade n'est pas le moins du monde justiciable d'un tel diagnostic. C'est l'hypocondriaque, mélange de dépression constitutionnelle, d'hyperémotivité et de *paranoïa* légère; Molière a laissé de lui, dans son dernier ouvrage, une description qui ne sera pas dépassée.

*Quatrième type*. — Et voyons à présent un quatrième névropathe. Il vient à nous amaigri, les traits ravagés, l'air inquiet, les mains tremblantes, le pouls rapide et variable; au bout d'un moment, à propos d'une question qu'on lui pose sur le ton de la sympathie, il fond en larmes et il a peine à s'exprimer, tant les sanglots l'étouffent. Ses réflexes sont amples et brusques. Né d'une mère extrêmement impressionnable et sujette aux petites crises nerveuses, il s'est montré, dès son enfance, timide, timoré ; la vue d'un peu de sang répandu, une querelle dans la rue, le spectacle d'un accident, la lecture d'un fait divers tragique, lui communiquent un émoi difficilement supportable. Pourtant, à force de bon vouloir, il était parvenu à s'entraîner, à s'adapter, tant bien que mal, à la vie commune. Mais une grande secousse est survenue : une maîtresse l'a abandonné ; il a perdu un être cher ; un notaire infidèle a causé sa ruine ; il est sorti d'un accident de chemin de fer, indemne, mais violemment ébranlé par le choc émotif. Et, depuis lors, il vit dans un état d'énervement perpétuel, oscillant presque incessamment des larmes à l'impatience ; le moindre bruit le fait tressaillir ; il souffre d'un état d'oppression avec un étranglement à la gorge. Se met-il à table, un spasme de l'œsophage empêche littéralement les aliments de passer ; il dort mal, reste éveillé deux ou trois heures, en butte à toutes les alarmes, et, aussitôt qu'il s'assoupit, son sommeil est pour ainsi dire, tout bourrelé de cauchemars. Son être est agité d'une sorte de vibration presque incessante et qui l'épuise; dans sa chambre il va et vient, en proie à une agitation subanxieuse très pénible; de temps à autre, brochant sur cet ensemble, un véritable accès d'angoisse se dessine, ou bien encore se cristallisent et grandissent les idées obsédantes.

Traité comme un neurasthénique, ce malade se plaint de mal supporter la médication tonique; et, par exemple, le cacodyle et la strychnine semblent plutôt accroître son malaise. C'est que, en vérité, le diagnostic de dépression neurasthénique ne lui convient en aucune manière. Ce malade est un émotif qui ne peut bénéficier que d'une thérapeutique calmante.

Nous voilà maintenant en mesure d'affirmer que, ni le petit mélancolique intermittent, ni le déprimé constitutionnel, ni l'hypocondriaque, ni le dernier malade atteint de psychonévrose émotive, ne peuvent légitimement porter la dénomination de neurasthéniques.

Il nous faut rompre une bonne fois avec les

descriptions classiques où nous trouvons confondues toutes ces maladies.

Celle donnée par Beard, cent fois rééditée avec des variantes, répond assez exactement à cette mixture nosographique, où l'on voit dominer le petit état mélancolique, rehaussé d'hyperémotivité et de préoccupations hypocondriaques.

Une fois écartées les quatres psychoses que nous venons de dire, reste-t-il, oui ou non, une catégorie de malades qui ne corresponde proprement à aucune d'entre elles? Certains psychiatres disent non. Je crois pour ma part, avec Dupré, avec Laignel-Lavastine, avec Logre et Devaux, avec Delmas, qu'il à y place encore, dans les cadres de la pathologie neuropsychiatrique, pour une maladie différente, dont voici, en deux mots, les caractéristiques.

Elle est accidentelle et non constitutionnelle; de nature toxi-infectieuse; son caractère dominant est l'état de fatigue, et non point de fatigue imaginaire, hypocondriaque, mais de dépression physique véritable, objectivement constatable par l'hypotonie des muscles de la vie de relation et de la vie végétative et par un fonctionnement mineur des systèmes glandulaires. Elle est primitivement somatique et ne devient que secondairement une psychopathie. Elle est curable; le traitement approprié a sur elle une action manifeste; ce traitement, purement physique dans la première phase de la maladie, doit être physique et psychique quand s'est constitué l'état mental.

C'est là, bien certainement, la définition restrictive de la neurasthénie vraie.

# CHAPITRE III

## FRÉQUENCE DE LA NEURASTHÉNIE

Sommaire : Au service central psychiatrique du Val-de-Grâce, pendant quatre ans de guerre, la neurasthénie vraie n'a été observée que rarement. — Les émotions-commotions n'engendrent pas la neurasthénie vraie. — Le mot neurasthénie traumatique ne doit pas subsister.

La neurasthénie vraie existe, mais c'est une maladie rare ; voilà la certitude où je suis arrivé et qu'il me faut affirmer tout de suite. J'en possède des observations qui me semblent incontestables et qui ne sont ni des cas de cyclothymie, ni des cas d'hypocondrie, ni des cas d'hyperémotivité.

Au chapitre étiologie des livres innombrables qui lui ont été consacrés, on lit invariablement que les émotions, lentes ou brusques, violentes ou réitérées, le surmenage, c'est-à-dire la fatigue insuffisamment réparée, les insomnies, l'attente anxieuse, les tourments, les chagrins sont les causes habituelles de la maladie de Beard.

Or, on peut dire, je crois bien, que, du mois d'août 1914 au mois de novembre 1918, l'humanité a connu, avec une intensité et une fréquence jusqu'alors ignorées, toutes ces causes que nous venons d'énumérer. Au cours des batailles grandes ou petites, et même au train plus monotone de la vie des tranchées, les fatigues insuffisamment réparées, le manque de sommeil, l'attente perpétuelle de la mort, la vue de blessures affreuses, les appels des mourants mirent quelques millions d'hommes dans les conditions réputées les plus propices à l'éclosion du mal neurasthénique ; cependant qu'à l'arrière, dans les familles de mobilisés, tout n'était qu'angoisse ou désolation.

Eh bien, pendant quatre années, passées au Service central psychiatrique du Val-de-Grâce, que dirigeait Marcel Briand et où furent observés plus de 25.000 nerveux de guerre, je n'ai cessé de rechercher les manifestations de la neurasthénie vraie ; Achille Delmas recherchait avec moi. Sur 6 à 8.000 malades dont les observations furent prises, ou par lui ou par moi, les cas de neurasthénie vraie n'atteignent pas une centaine.

C'est un chiffre qui surprendra beaucoup de neurologues, et notamment ceux qui persistent à user de l'expression « neurasthénie traumatique » si répandue naguère. Depuis la magistrale étude de Dupré sur la constitution émotive, ce terme de neurasthénie traumatique ne saurait subsister.

Ce que déterminent les chocs émotifs — nous en observions tous les jours des dizaines — c'est, après une période plus ou moins nette de latence et une phase plus ou moins marquée de confusion mentale asthénique simple ou onirique, le réveil d'un état constitutionnel jusqu'alors voilé. Sous l'influence du traumatisme et de l'émotion dont nous savons l'effet toxique sur les centres nerveux, effet toxique dont la confusion mentale est précisément l'expression clinique, nous voyions alors chaque malade s'orienter vers la psychose à quoi le prédisposait son état constitutionnel : le cyclothymique nous donnait une période de dépression mélancolique ; l'émotif, une maladie de Dupré ; le mythomane des phénomènes hystériques, et le paranoïaque, tout un système de revendications. Mais, de neurasthénie vraie, très peu d'exemples.

Et de même dans la pratique civile : les mères, les épouses anxieuses du sort de l'être aimé, ou bien frappées par la nouvelle d'une mort longtemps redoutée, ne nous donnèrent à observer que des périodes dépressives mélancoliques de nature afflictive ou des psychoses anxieuses ; mais peu ou pas de cas pouvant être légitimement qualifiés du nom de neurasthénie. L'enseignement de la guerre est, sur ce point, tout à fait instructif.

# CHAPITRE IV

## SYMPTOMES DE LA NEURASTHÉNIE

A. — *La Fatigue.*
B. — *Les Troubles circulatoires.*
C. — *Les Troubles gastro-intestinaux.*
D. — *L'Urine et la Nutrition.*
E. — *L'Asthénie génitale.*
F. — *Les Troubles du sommeil.*
G. — *Les Phénomènes douloureux.*
H. — *L'État mental neurasthénique.*

## *A*. — La fatigue

Sommaire : Chez le mélancolique, l'état mental est primitif ; chez le neurasthénique, le premier signe est une fatigue physique. — L'aspect du neurasthénique. Ses attitudes. — Cette fatigue a-t-elle une réalité objective démontrable : les dynamomètres ; les ergographes ; recherche de l'asthénie dans les appareils musculaires soustraits à l'influence de la volonté.

La neurasthénie est une maladie dépressive, elle se manifeste donc nécessairement par un certain nombre de symptômes qui lui sont communs avec d'autres états dépressifs et, notamment, avec la dépression mélancolique. Aussi s'explique-t-on que, dans la pratique médicale, la confusion entre ces deux états morbides soit facile et très excusable, si le médecin se contente de quelques constatations immédiates, sans s'attacher à la notion de cause et à l'étude de l'évolution des symptômes.

Neurasthéniques et petits mélancoliques se plaignent, presque pareillement, de lassitude, de fatigabilité physique et psychique, de troubles digestifs, d'asthénie génitale, d'incapacité de travailler, de ralentissement intellectuel, de découragement, d'indécision, de tristesse, d'idées noires.

Seulement, l'une des deux maladies est accidentelle, l'autre héréditaire et constitutionnelle ; la neurasthénie se déclanche soit à la suite d'une maladie toxi-infectieuse, soit à propos d'une grande soustraction d'énergie, grossesses trop rapprochées, hémorragies, etc. ; soit consécutivement à une véritable usure nerveuse ; et la mélancolie survient périodiquement, sans motif appréciable autre que l'obéissance au rythme préétabli de sa cyclothymie.

Les mélancoliques débutent par un ensemble symptomatique où l'état mental occupe d'emblée le premier plan : humeur triste, ralentissement psychique, inertie physique, dégoût de toute activité, anesthésie morale, délire ou subdélire monotone, avec idées d'humilité, d'indignité, d'incurabilité, de ruine.

Chez le neurasthénique nous voyons, sous l'action de causes déprimantes lentes et répétées, un homme, qui ne se croit pas un malade, s'étonner seulement d'une lassitude croissante, d'une diminution de sa résistance au travail, d'une atténuation progressive de ses diverses capacités fonctionnelles, musculaires, digestives, génitales, etc.

En pleine possession de son état mental habituel, il lutte courageusement jusqu'au moment où l'impossibilité de soutenir l'effort devient tout à fait manifeste. La marche, l'exercice physique, les moindres travaux manuels déterminent une lassitude extrêmement rapide ; l'atonie gastro-intestinale fait bientôt son apparition en même temps que la céphalée et la rachialgie; le malade souffre d'une incapacité toute nouvelle à fixer son attention, à se souvenir des chiffres, des dates, des noms propres; l'assiduité au travail intellectuel lui devient impossible. Il a le sentiment d'être vaincu par une force étrange, contre laquelle il ne lui est plus possible de lutter.

Et c'est seulement au bout de plusieurs semaines, voire de plusieurs mois de cet état, où le somatique domine manifestement, que s'éveille un état mental fait du sentiment de déchéance, d'impouvoir, d'insécurité, d'impuissance à prendre une détermination, de découragement et de craintes.

La maladie guérit toujours, souvent avec lenteur, et nous verrons qu'un traitement approprié a, sur la rapidité de sa terminaison heureuse, une influence qu'aucune thérapeutique connue ne saurait prendre sur l'évolution d'un état mélancolique.

Le neurasthénique est donc différent de lui-même selon la période où il se présente à notre examen. En tous temps d'ailleurs, et même quand l'état mental a pris de l'importance, le signe qui domine la scène c'est la fatigue, l'asthénie ; elle apparaît sur les traits du malade et dans son attitude dès l'instant où il entre dans notre cabinet ; et c'est la première chose dont il parle : « Je me traîne, je n'en peux plus, mon système nerveux n'a plus la force de porter mon corps ».

Notre malade a le teint gris, les traits tombants, la démarche lasse ; il cherche un siège et s'assied vite, parce que ses jambes ont peine à le porter ; il dit alors sa lassitude foncière, continue, plus marquée cependant, semble-t-il, à la fin des journées, et cela c'est un signe qui peut aider au diagnostic, l'épuisement étant au maximun le matin chez le déprimé constitutionnel mélancolique.

Pour le neurasthénique vrai, l'asthénie s'accroît encore dans les moments où l'estomac est vide et où se fait sentir le besoin du repas ; elle paraît s'exagérer encore après des règles trop abondantes, ou par les temps d'orage, quand la pluie ou la neige sont imminentes, si le sujet est en même temps de constitution émotive. Cette fatigue est douloureuse : presque toutes les masses musculaires paraissent spontanément courbaturées, sensibles à la pression profonde ; pourtant, la lassitude endolorie se localise de façon plus particulière au niveau des masses musculaires de la région lombosacrée et de la nuque. Nous reviendrons plus loin sur ces symptômes. Ce sentiment d'asthénie s'accompagne d'une sensation de pesanteur de tout le corps, comme si s'était produite une rupture d'équilibre entre le poids de l'organisme et la puissance permanente du tonus nerveux qui le tient debout ; le malade est astreint à un effort presque constant de volonté pour se lever, pour marcher vite, *a fortiori* pour gravir une côte ou monter des étages ; la simple station debout est plus pénible encore que la marche, parce qu'elle exige une tension plus continue des mêmes groupes musculaires.

Aussi bien, lorsque cela lui est possible, et même au risque de manquer à la courtoisie, le neurasthénique ne perd-il pas une occasion de se caler dans un fauteuil, un coussin dans le dos, de soulever ses jambes sur un porte-mollets, ou mieux encore de s'étaler sur un divan. Quand il marche, surtout quand il descend un escalier, le tonus toujours faible des muscles de ses membres inférieurs se supprime parfois tout à coup, provoquant un dérobement, comme au coup du coupe-jarret. Même faiblesse au membre supérieur ; c'est une peine que d'atteindre un livre aux rayons élevés d'une bibliothèque, de maintenir les bras levés pour ranger une armoire. Une action rapide et isolée demeure encore possible ; mais toutes les fois que le malade, s'arrachant à son inertie, exige de lui-même un effort soutenu, il le paye invariablement par un épuisement plus marqué et par une nuit d'insomnie. Certains neurasthéniques, et des femmes surtout, en viennent même à ne plus pouvoir quitter la position couchée.

Cette amyosthénie correspond-elle à une réalité objective ou n'est-elle qu'une maladie de l'esprit, un symptôme imaginaire et, pour employer le bon langage de la psychiatrie, une préoccupation hypocondriaque ? On a demandé la solution de ce problème au dynamomètre, mais les chiffres que fournit cet instrument grossier ne prouvent guère ; un malade désireux d'attendrir son entourage, ou bien craignant de ne pas paraître aussi abattu qu'il l'est réellement, pouvant fort bien faire exprès de ne pas donner toute sa force.

Plus concluantes, sans nul doute, sont les recherches poursuivies par Gilbert Ballet et Jean Philippe, à l'aide des ergographes de Mosso et de Maggiora ; les graphiques obtenus par ces deux observateurs les ont conduits à cette notion que la fatigue chez le neurasthénique est beaucoup plus tenace que chez l'homme sain, et, même, que chez l'homme affecté d'atrophie musculaire. Mais l'ergographe a aussi cet inconvénient de provoquer dans la main qui travaille, non seulement de la fatigue vraie, mais encore une sensation douloureuse qui incline promptement le sujet en expérience à cesser le mouvement ou à en diminuer l'ampleur.

Le docteur Meige, dans l'article *Neurasthénie* de la *Pratique médico-chirurgicale*, s'exprime ainsi : « L'asthénie musculaire est indubitable, il serait puéril de nier sa réalité. Mais, dans ce phénomène, qu'elle part revient aux perturbations organiques ou fonctionnelles, quelle autre au délabrement mental ? La sensation de fatigue est certaine, la déchéance de la volonté ne l'est pas moins ; celle-ci dépend-elle de celle-là, ou inversement ? Question insoluble et au surplus oiseuse, si l'on veut s'en tenir aux notions de la clinique. »

Pour une fois, je me sépare de cet esprit si lucide et si sage qu'est M. Meige. Chronologiquement, la fatigue physique est, chez le vrai neurasthénique, certainement antérieure, et de beaucoup, à l'apparition du découragement et de l'aboulie. Il existe des neurasthéniques de constitution légèrement paranoïaque et qui, de ce fait, tendent aussi aux préoccupations hypocondriaques peu justifiées, un excessif amour de leur moi les égare ; mais le neurasthénique pur dit vrai, quand il se plaint de sa fatigue.

J'en avais depuis longtemps la certitude morale, mais il en fallait donner une preuve objective ; c'est pour cela que, délaissant l'étude des muscles de la vie de relation, trop directement soumis à l'influence de l'esprit, j'ai pensé qu'il fallait chercher une solution plus ferme, moins sujette à caution, dans l'étude de l'état, chez le neurasthénique, des muscles à fibres lisses. Ainsi ai-je été amené à étudier de près les atonies, et, ce qui revient au même, les ptoses de l'appareil circulatoire, de l'appareil digestif, de l'appareil génital de l'homme et de la femme, et aussi les insuffisances glandulaires.

C'est là ce qui nous permettra de connaître à quel point la neurasthénie est une maladie de la tonicité.

### *B*. — LES TROUBLES CIRCULATOIRES

SOMMAIRE : Technique de mes anciennes recherches sur l'état de la pression sanguine chez les neurasthéniques. — Hypotension artérielle en même temps cardiaque et vasculaire. — Diminution parallèle de l'activité de la réduction de l'oxyhémoglobine. — Neurasthénie à hypotension.

Les troubles subjectifs de la circulation n'existent guère chez le neurasthénique; on ne les voit apparaître que chez les sujets à constitution hyperémotive, en qui le déséquilibre se traduit par des palpitations, de la tachycardie variable, des lipothymies, du refroidissement des extrémités et cette sensation de coulées d'eau chaude ou d'eau froide sous la peau que donnent les vaso-constrictions et les vaso-dilatations auxquelles ces malades sont sujets.

Aussi bien les traités ne disent-ils à peu près rien des troubles circulatoires dans la maladie de Beard. Ce sont essentiellement des signes objectifs ; on ne les trouve que si on les recherche.

Voici une vingtaine d'années, je me suis livré, sur ce point, à toute une série de recherches minutieuses, faites à l'aide d'un outillage qui paraît aujourd'hui bien insuffisant, dont la perfection a été, depuis, dépassée ; et cependant je crois qu'il reste, de cette série d'expériences cliniques, quelques acquisitions valables. N'ayant encore à ma disposition ni l'oscillomètre de Pachon, ni l'appareil de Riva-Rocci, ni celui de Vaquez-Laubry, je devais me contenter du petit sphygmomètre à ressort de Verdin, dont la précision est approximative et qui ne permet pas de contrôler par la vue l'impression pulsatile ressentie à la pulpe du doigt. Pour médiocre que soit cet instrument de recherches, il permet tout de même de savoir si l'on a affaire à une tension artérielle faible, ou moyenne, ou excessive ; c'est-à-dire si l'appareil artériel est en état de relâchement, de contradiction moyenne ou de resserrement pathologique.

Afin de faire la part qui revient au cœur

dans les phénomènes d'hypotention constatés, je me suis servi du pléthysmographe de Hallion et Comte, dont M. Georges Dumas a fait un pléthysmoscope fort simple et très commode à manier ; chacun sait que cet appareil permet de constater l'absence ou la présence du pouls périphérique (variations pulsatiles des doigts). Je m'attachais, en outre, à mesurer la vitesse du cœur qui est un indice important au même point de vue (loi de Marey) ; et je recueillais quelquefois le tracé sphygmographique pour rechercher les variations du dicrotisme (loi de Pachon).

Pendant plusieurs années je me suis appliqué, à l'aide de l'appareil portatif de Hénocque, à mesurer l'activité de réduction de l'oxyhémoglobine ; enfin je ne manquais point de pratiquer la numération des hématies. Voici pourquoi : chez les sujets à tension artérielle basse par relâchement de la tunique musculaire de l'arbre artériel, on constate habituellement une diminution apparente du nombre des globules rouges, vraisemblablement due à l'hydrémie, à une augmentation de la quantité du sérum ; lorsque, sous l'influence d'une sti-

mulation du système nerveux, la tension artérielle s'élève, comme on peut le voir par
exemple consécutivement à l'injection hypodermique de sérum hypertonique, il se produit
une hyperglobulie quasi instantanée, vraisemblablement due à ce que, l'arbre artériel se
contractant, il se fait une véritable concentration
des globules rouges par expulsion du sérum
sanguin dans les tissus périvasculaires.

Les résultats obtenus grâce à cette technique
peuvent se résumer aux points principaux que
voici :

1º Chez le neurasthénique jeune et qui n'est
pas touché par l'artério-sclérose, l'hypotension
artérielle est la règle.

2º Cette hypotension est due, d'abord à l'insuffisance de propulsion du myocarde, et aussi au
relâchement, à l'hypotonie de l'arbre artériel.

3º Il est fréquent de voir une hypotension
veineuse (stases diverses) accompagner l'hypotension artérielle.

4º Cette hypotension artérielle s'accompagne
d'un ralentissement de la réduction de l'oxyhémoglobine et d'une diminution apparente du
nombre des hématies.

5° A mesure que la neurasthénie évolue vers sa guérisson, cet ensemble symptomatique tend à se dissiper progressivement.

6° Certains agents thérapeutiques, et notamment ceux qui consistent dans la stimulation mécanique d'une quelconque de nos périphéries sensitives, donnent souvent une amélioration momentanée, parfois très sensible, de l'hypotonie vasculaire et de l'hypotonie générale du neurasthénique.

7° La répétition méthodique de ces stimulations paraît être la thérapeutique de choix; il me semble incontestable qu'elle aide singulièrement à abréger la durée de la maladie.

Voilà qui est autrement démonstratif que ne sauraient l'être les résultats fournis par le dynamomètre ou l'ergographe ; ici nulle intervention possible de la volonté, ou plus exactement de la mauvaise volonté. Seules, les variations circulatoires d'ordre émotif peuvent troubler le phénomène.

A vrai dire, j'estime que cet ensemble d'expérimentation clinique devrait être repris avec un outillage plus récent, la technique impeccable de l'hématologie moderne, chez des sujets plus soigneusement triés, que je ne pouvais le faire aux environs de 1900, c'est-à-dire à une époque où très peu de médecins, moi compris, savaient différencier la neurasthénie des états émotifs, hypocondriaques ou mélancoliques.

Tous les neurasthéniques, d'ailleurs, ne me paraissent pas rentrer dans cette categorie à hypotension, assurément la plus fréquente. Régis pensait que la maladie de Beard est souvent une des premières manifestations de l'artério-sclérose, et j'ai décrit moi-même une neurasthénie à hypertension, une neurasthénie du retour d'âge, traduisant vraisemblablement l'intoxication des centres nerveux chez les cardio-rénaux au début. Cette catégorie est, bien entendu, justiciable d'un traitement tout à fait différent et où les stimulants du système nerveux doivent être remplacés par une médication hypotensive et éliminatrice.

## C — LES TROUBLES GASTRO-INTESTINAUX

SOMMAIRE : Les troubles gastro-intestinaux sont un symptôme et non pas une cause. — La neurasthénie purement dépressive s'accompagne de dyspepsie hypotonique et hypochlorhydrique. — Constipation atonique chez les mêmes sujets. — L'insuffisance sécrétoire va de pair avec l'atonie musculaire. — La dyspepsie hyperchlorhydrique ne s'observe que chez les neurasthéniques hyperémotifs. — L'entérite muco-membraneuse. — Utilité d'un régime.

On a consacré des volumes aux troubles digestifs chez les neurasthéniques. Bien des auteurs — et ce sont, comme on pense, des spécialistes des maladies de l'estomac, de l'intestin, du foie et de la nutrition — ont cru trouver, dans les dyspepsies, les fermentations et les stases, la cause même de l'état dépressif.

Par contre, les spécialistes du système nerveux, Charcot, Mathieu, Gilles de la Tourrette, Gilbert Ballet, inclinent à croire que, s'il est rationnel d'admettre que les produits de fermentations anormales peuvent n'être pas sans influence sur le fonctionnement des centres nerveux, il n'en est pas moins vrai que la fatigue de ces centres doit être le phénomène initial d'où tout découle. En vérité, l'on ne voit pas de quoi pourrait dépendre l'atonie des parois musculaires et l'appauvrissement des glandes de l'estomac, sinon de la misère même de l'influx nerveux qu'elles reçoivent; ici, comme pour les muscles de la vie de relation, c'est d'une maladie du tonus qu'il s'agit, et rien n'est plus essentiellement nerveux que le tonus.

L'influence de la fatigue d'une part, et, de l'autre, celle des manifestations émotives agissant sous forme de spasmes, sont de toute évidence, et nul clinicien ne saurait les contester.

D'ailleurs, Charcot l'avait montré avec son lumineux bon sens : « Nous voyons constamment des malades atteints de sténose organique du pylore, avec stase considérable et quasi permanente, ne point accuser de troubles du système nerveux.»

Bouveret, dont le livre est l'un des meilleurs sur la maladie de Beard, a décrit une dyspepsie neurasthénique du type franchement hypochlorhydrique, et par mécanisme d'atonie gastro-intestinale. Quoique cette forme ait été contestée, je puis affirmer que j'en ai constaté pour ma part de nombreux exemples, et sa réalité me paraît hors de doute.

Le neurasthénique pur, sans mélange d'aucune autre association morbide, est un être sans appétit, qui mange sans entrain, que quelques bouchées rassasient, dont l'estomac se gonfle, comme paralysé dans sa musculature par la seule présence des aliments, tandis que ses appareils glandulaires sécrètent paresseusement un liquide pauvre en acide chlorhydrique et en pepsine. Même atonie dans l'intestin, dont les parois distendues par des gaz ne se contractent qu'imparfaitement, fût-ce pour l'expulsion du bol fécal : la constipation est, en effet, un signe habituel de la neurasthénie, de même que l'insuffisance hépatique et l'insuffisance pancréatique, que montre bien la peine qu'ont nos malades à émulsionner et à digérer les corps gras. Des expériences comme celle du docteur Frémont (de Vichy) prouvent que le surmenage peut déterminer chez le chien la flaccidité et la distension des parois gastriques en même temps que la suppression, à peu près totale, de la sécrétion glandulaire, phénomènes qui se réparent en quelques heures de repos si le surmenage n'a pas été trop prolongé. C'est là, véritablement, de la dyspepsie neurasthénique expérimentale ; l'asthénique nous apparaît semblable à ces bêtes de laboratoire, anorectiques, distendues, hypochlorhydriques, hypocholiques, hypopancréatiques et constipées.

L'insuffisance du tonus dont le neurasthénique souffre et qu'il nomme fatigue, quand il s'agit des muscles striés qui lui servent à se mouvoir, s'appelle dyspepsie par atonie gastro-intestinale quand il s'agit des fibres lisses du tube digestif. Ici, comme partout, l'insuffisance sécrétoire va de pair avec l'hypotonie, l'une et l'autre étant sous la dépendance du même système nerveux cérébro-spino-sympathique.

Mais il s'en faut de beaucoup que ce type de dyspepsie atonique soit le seul que l'on observe chez les malades et que décrivent les auteurs. Presque tous ont insisté sur la fréquence, au moins égale, des déprimés, petits mélancoliques ou neurasthéniques, chez qui dominent les signes de l'hypersthénie gastrique, de la contracture spasmodique de l'anneau pylorique, avec hyperacidité du contenu. Et l'on est conduit à se demander comment il est possible d'expliquer rationnellement qu'une même cause, la dépression des centres nerveux, puisse déterminer deux syndromes gastro-intestinaux de sens contraire, l'un par privation et l'autre par excès.

Lorsque l'on examine de près les malades et qu'on ne néglige rien de leur observation, on constate que la forme hypersthénique de la dyspepsie se manifeste invariablement :

1° Chez les neurasthéniques ou les petits mélancoliques qui, pour remédier à leurs diverses atonies et à leurs idées noires, boivent de l'alcool.

2° Chez les déprimés qui abusent des médicaments et qui, pour améliorer tel ou tel petit symptôme désagréable, prennent à tous moments, dans la journée, des drogues irritantes pour la muqueuse gastrique.

3° Enfin, chez tous ceux en qui la survenue d'un état dépressif a ravivé la constitution émotive jusque-là plus ou moins latente, et rien,

on le sait, n'est plus fréquent. Réveillée, la
constitution émotive, dont Ernest Dupré nous
a laissé la description magistrale, donne dans
tous les organes des manifestations spasmodiques ; celles du tube digestif comptent
parmi les plus fréquentes et les plus importantes ; elles se traduisent sous forme de
contractions de l'œsophage empêchant littéralement le bol alimentaire de passer, si bien
que, à coté des déprimés proprement dits, qui
ne mangent pas parce qu'ils ne fabriquent guère
de suc gastrique et n'ont pas d'appétit, doivent
prendre place les déprimés émotifs qui ne
peuvent pas se nourrir parce que la bouchée
qu'ils avalent leur reste dans la gorge. Spasmes
des parois gastriques, spasmes pyloriques avec
rétention, spasmes de la vésicule et des canaux
biliaires, spasmes du gros intestin avec côlon
en corde, perceptible au palper, et constipation
par hypertonie des parois, alternant avec la
diarrhée.

C'est chez ces mêmes hyperémotifs que l'on
observe le phénomène du mérycisme : les ré-
gurgitations se produisent quand nos déprimés
émotifs ont ingéré des quantités alimentaires

inaccoutumées et, parmi les aliments, les substances poudreuses ou fragmentées peu solubles dans le suc gastrique : pépins de fruits, fragments d'amandes mal broyés, morceaux de pain grillé ; ou bien encore quand le sujet, trop pressé de manger, a englouti, sans les mâcher et les imprégner de salive, des morceaux de viande riches en tissu fibreux. Le fait de monter en voiture tout de suite après le repas, ou bien encore la marche trop hâtive favorisent certainement le spasme du pylore, cause évidente du retour en arrière du bol alimentaire.

Il nous faut dire encore quelques mots du syndrome entéritique mucomembraneux, extrêmement fréquent dans les états dépressifs, et plus encore chez les mélancoliques que chez les vrais neurasthéniques. Seuls, les psychiatres connaissent bien cette corrélation qui échappe encore à la plupart des spécialistes du tube digestif et dont ils finiront par se convaincre. Pour moi, quand j'interroge un entéritique d'un certain âge, je ne manque point de lui demander s'il a eu des crises antérieures ; presque toujours il me répond par l'affirmative, et nous constatons alors, lui et moi, que toutes ses poussées d'entérite n'ont été que les manifestations secondaires d'un état dépressif cyclothymique, plus ou moins accentué. Huit fois sur dix, l'entérite muco-membraneuse apparaît ainsi liée à une phase mélacolique, qui peut être légère, mais qui est toujours clairement dessinée. Il me semble, d'ailleurs, prouvé que, pareillement à l'hyperchlorhydrie gastrique, l'entérite membraneuse ne se développe que chez les déprimés, neurasthéniques ou mélancoliques, constitutionnellement hyperémotifs.

Parmi les auteurs ayant traité les questions qui nous occupent, certains, et non des moindres, se sont efforcés d'établir l'inexistence des troubles dyspeptiques chez les déprimés, qui, sur ce point, comme sur les autres, seraient uniquement des malades imaginaires. Exception faite pour les hypocondriaques, qui ne sont pas des neurasthéniques, cette manière de voir m'apparaît erronée et riche en conséquences pratiques fâcheuses.

Dubois (de Berne), par exemple, partant de ce principe vrai qu'en matière de dépression psychopathique c'est le système nerveux central qui commence, en conclut abusivement à l'inexistence des phénomènes qui en découlent, comme si le cerveau ne présidait qu'à la pensée, et nullement à la motricité, à la tonicité et à la nutrition. Ces écrivains vont jusqu'à nier l'existence des ptoses gastriques et intestinales ; et il a fallu les examens radioscopiques pour faire admettre, à toute une école, la réalité objective d'une distension des parois qui met parfois au voisinage de la symphyse pubienne la limite inférieure de la poche gastrique.

En vérité, les troubles dyspeptiques sont fréquents dans tous les états dépressifs, qu'ils soient accidentels comme ceux de la neurasthénie, ou constitutionnels et périodiques comme ceux de la mélancolie. Atoniques chez les déprimés simples, hypersténiques et spasmodiques chez les déprimés émotifs, ils sont, dans l'un et l'autre cas, sous la dépendance du système nerveux et peut-être à leur tour retentissent-ils sur lui en multipliant les toxines ou les déchets d'aliments imparfaitement comburés en circulation dans l'organisme. Avouons que ce rôle secondaire n'est généralement pas évident.

Pourtant, presque tous les états dépressifs, surtout lorsqu'ils s'accompagnent de manifestations hyperémotives intenses, se compliquent volontiers d'un peu d'intoxication et parfois de gros phénomènes toxiques, sous forme de confusion mentale. Je pense donc qu'il est habituellement raisonnable, sinon toujours indispensable, de soumettre cette catégorie de malades à une discipline alimentaire, d'ailleurs peu compliquée, et qui paraît n'être pas sans influence heureuse.

## *D.* — L'URINE ET LA NUTRITION

SOMMAIRE : Recherches multiples et contradictoires. — Nous retrouvons ici la même différence entre neurasthéniques à hypotension et artério-scléreux hypertendus. — La neurasthénie n'est due ni à la cholémie, ni à l'hyper ou à l'hypoacidité du milieu intérieur, ni à la déperdition des phosphates, ni à la déminéralisation globale. — La biochimie des états dépressifs est à refaire.

Sur ce chapitre encore, on a beaucoup écrit, et de façon singulièrement contradictoire ; je ne rappelle que pour mémoire les publications d'Albert Robin, celles de Vigouroux, de Gautelet, de Cautru, etc. Pendant une dizaine d'années, je n'ai pas manqué de demander à d'excellents laboratoires des analyses d'urines très complètes ; une centaine à peu près m'ont paru provenir de neurasthéniques vrais. Voici, tout bonnement énoncées, les moyennes obtenues :

La *quantité* d'urine émise en 24 heures a été normale dans la proportion de 20 p. 100, augmentée dans la proportion de 14, et diminuée dans la proportion de 66 p. 100.

*Densité* : augmentée 59 fois, diminuée 11 fois, normale 30 fois.

*Acidité* : normale 29 fois, diminuée 12 fois, augmentée 59 fois.

*Acide urique* : en excès 61 fois, normal 14 fois, diminué 25 fois.

*L'urée* : a été augmentée 35 fois, diminuée 57 fois, normale 8 fois.

*Phosphates* : en excès 26 fois, en diminution 43 fois, normaux 31 fois.

On sait que, chez l'homme normal, la proportion des phosphates alcalins, c'est-à-dire des phosphates de soude et de potasse, est aux phosphates terreux (phosphate de chaux et de magnésie) comme trois est à un, chez nos malades nous avons souvent observé l'inversion de cette formule ; nous ne l'avons trouvée normale que 19 fois sur 100, alors qu'il y avait 81 fois égalité ou excès des phosphates terreux.

73 fois sur 100, on a trouvé de l'*indican* ou du *scatol*.

Les *chlorures* sont augmentés 56 fois sur 100, normaux 18 fois, diminués 26 fois.

12 fois sur 100, on a constaté l'existence de *pigments biliaires*, et 10 fois de l'*urobiline*.

Il s'est trouvé que le *coefficient des oxydations* a été normal 18 fois, exagéré 27 fois, au-dessous de la moyenne 55 fois.

Le *coefficient de déminéralisation* nous a paru dépendre bien moins de l'élimination des phosphates que de l'élimination des chlorures.

Quant au rapport $\dfrac{\text{acide phosphorique}}{\text{azote total}}$ il m'a donné 19 fois de la phosphaturie relative, 49 fois de l'azoturie relative, 32 fois la normale.

Ici encore il semble bien qu'il faille conserver la division, que nous avions adoptée : véritables déprimés à hypotension artérielle, et artérioscléreux à hypertension. L'urine n'est pas la même pour l'une et l'autre catégorie. Chez le déprimé simple, le volume en 24 heures est moindre, l'urée plus basse parce que les malades mangent peu, et le coefficient des oxydations plus faible, semble-t-il. Chez les hypertendus on trouve fréquemment des traces d'albumine, dans un liquide plus abondant ; chez les uns comme chez les autres il est habituel de constater la déperdition des chlorures, l'excès urique par rapport à l'urée et l'inversion de la formule des phosphates. La présence des pigments biliaires a été relevée assez fréquemment pour qu'il soit possible d'admettre dans une certaine mesure la conception du professeur Gilbert, qui voit des relations étroites entre l'épuisement nerveux et la cholémie familiale; cette relation, d'ailleurs, est loin de me sembler constante, pas plus d'ailleurs que les théories qui veulent relier la maladie neurasthénique à une hyperacidité ou à une hypoacidité du milieu intérieur, ou bien encore à ces doctrines qui font dépendre la maladie de Beard d'un excès de déminéralisation et plus spécialement de phosphaturie.

En somme, il faut avouer que l'étude urologique de la dépression neurasthénique ne nous apprend pas grand'chose; elle a été poursuivie par des méthodes très diverses chez des malades probablement très dissemblables et qui n'étaient pas tous de vrais neurasthéniques. Ici encore tout me paraît devoir être à refaire; on a souvent accusé les neurologistes d'instituer des traitements de la neurasthénie dénués de base étiologique et pathogénique, parce qu'ils ne s'adressaient pas directement à la phosphaturie, à la phosphorurie, à la déminéralisation. Outre que ces symptômes sont loin d'être constants, je pense que ce n'est point aller à l'extrême fond de la pathogénie du mal neurasthénique que de lui assigner pour cause une perturbation des échanges nutritifs. Ces échanges étant eux-mêmes certainement tenus en brides par le système nerveux central, c'est bien jusqu'au cerveau qu'il faut remonter pour se faire une juste idée de la nature intime de la maladie de Beard, en vue d'en déduire une thérapeutique vraiment rationnelle.

Que la neurasthénie s'accompagne de troubles nutritifs importants, cela ne me paraît faire, d'ailleurs, aucun doute. Surtout quand il s'agit de ces hyperémotifs que leurs spasmes empêchent de manger, que leur tension psychique empêche de dormir et chez qui l'état subanxieux provoque une véritable hypercombustion avec amaigrissement rapide. C'est chez cette catégorie de psychopathes qu'il serait instructif de poursuivre des recherches de clinique expérimentale et de chimie biologique vraiment précises.

*E.* — L'ASTHÉNIE GÉNITALE

SOMMAIRE : Dépression, hypoesthésie, modifications chimiques du liquide orchitique, ptose de la tunique musculaire. — Diagnostic différentiel pratiquement important entre l'asthénie génitale des neurasthéniques et celle des hyperémotifs. — Suites psychologiques de l'acte sexuel chez les déprimés. — L'asthénie génitale féminine. — Les névralgies pelviennes des hypocondriaques.

L'ASTHÉNIE GÉNITALE DE L'HOMME. — C'est un symptôme habituel de tous les états dépressifs et l'un de ceux qui semblent affecter le plus rapidement le mental. Chez le neurasthénique vrai, le désir sexuel ne s'abolit que secondairement, après que l'atonie de l'organe s'est manifestée pendant un certain temps. Cette atonie revêt des formes différentes dans les cas graves : érection nulle, sécrétion supprimée, jusque sous la forme de pertes séminales nocturnes ; dans les cas plus bénins, l'érection apparaît de temps à autre, incomplète, insuffisante pour la perpétration du coït normal.

Freud a longtemps attribué à l'habitude de la masturbation la dépression neurasthénique; personne, j'imagine, pas même lui, n'est maintenant de cet avis. Mais il est vrai que, chez certains sujets qui, jeunes, ont longtemps abusé du plaisir solitaire, il devient extrêmement difficile d'en finir avec cette habitude invétérée. Chez ceux-là l'érection à peu près complète, tant qu'ils demeurent dans le décubitus dorsal, perd de sa plénitude alors qu'il s'agit de se courber sur une femme et de la posséder normalement. J'ai rencontré dans ma pratique médicale une vingtaine de sujets de cette sorte, que leurs femmes ou leurs maîtresses ne purent que très lentement et difficilement entraîner aux rapports sexuels normaux.

Chez un certain nombre de neurasthéniques le coït est possible, mais il est décevant, à la fois par sa brièveté et par une extrême atténuation de la sensation voluptueuse. On dirait que le liquide spermatique en frôlant les parois, comme ouatées, des voies éjaculatrices, ne peut déterminer que la sensation de contact sans parvenir à provoquer l'orgasme.

Chez le neurasthénique vrai, cette dépression génitale et cette hypoesthésie du sixième sens me paraît être au maximun le soir, après la journée de travail où s'est dépensée toute réserve d'énergie; chez le petit mélancolique elle atteint son apogée le matin, alors que l'organisme entier demeure encore, en dépit du réveil, comme imprégné d'un reste de sommeil. On sait que ces malades vivent bien plus activement le soir, aux lumières, et leurs possibilités génitales profitent de cette réactivation vespérale.

Chez tous les déprimés, à quelque catégorie qu'ils appartiennent, mais plus spécialement peut-être chez les neurasthéniques vrais, cette diminution de la sensibilité spéciale s'accompagne d'une modification qualitative et quantitative du liquide orchitique : moins abondant, moins coloré en jaune qu'à l'état normal, il prend un aspect grisâtre et terne ; il est moins épais, moins filant, plus aqueux ; il semble enfin que sa proportion en phosphates et en chlorures soit réduite et qu'il faille attribuer pour une part à ce caractère chimique la pauvreté de la réaction sensitive qu'il provoque en passant.

Il est fréquent que nos malades déprimés attirent notre attention sur un autre petit symptôme, à savoir l'hypotonie des enveloppes musculaires de la glande orchitique. Alors que chez les hommes vigoureux et les psychopathes hyperactifs, les enveloppes crémastérienne et dartoïque sont habituellement en état de resserrement très marqué, elles présentent chez le malade déprimé une telle hypotonicité, que le mot de ptose paraît justifié.

Ainsi donc, pour cet organe, comme pour beaucoup d'autres, l'amoindrissement fonctionnel s'accompagne d'hypotonie musculaire avec hyposécrétion glandulaire et n'est qu'une manifestation locale de la dépression d'ensemble.

Il importe de distinguer avec grand soin l'impuissance génitale du neurasthénique de celle que présentent nos malades hyperémotifs. Chez l'émotif il arrive que l'excrétion spermatique se fasse avec la soudaineté et la brusquerie que présentent tous leurs réflexes ; sous l'influence d'une excitation voluptueuse, de la rencontre d'une femme désirable, d'une lecture sensuelle, ces malades peuvent avoir, soit immédiatement, soit au cours d'un prochain sommeil, une éjaculation se produisant, même sans érection, si le malade est fortement déprimé. C'est là le mécanisme habituel de ces pertes séminales, diurnes ou nocturnes, dont s'affectent si vivement les malades, lorsque les préoccupations hypocondriaques viennent compliquer la neurasthénie.

Le déséquilibre émotif qui se manifeste parfois, nous venons de le dire, par une excessive rapidité du réflexe excréteur, se traduit plus souvent encore par une inhibition ; les exemples sont innombrables de névropathes devenus impuissants à la suite d'un incident, d'une surprise, d'un choc émotif, survenu au moment de l'acte génital. Il se produit alors une véritable cristallisation, phénomène des plus habituels chez les émotifs constitutionnels ; si bien que l'érection, pour avoir été accidentellement interrompue, devient désormais extrêmement difficile. Le mécanisme du réflexe conditionné de Pawlow joue ici un rôle des plus fréquents et des plus importants. Par suite d'un phénomène de rappel émotif, au moment où l'érection devrait se produire, elle est inhibée par un état anxieux dû à la reviviscence du fâcheux incident.

Certains émotifs, sans avoir rien de pareil dans leur passé, se voient paralysés auprès d'une femme nouvelle et qui les intimide. Alors que, vis-à-vis de leur maîtresse habituelle, ils apportent à l'acte sexuel une parfaite aisance, un trouble s'empare d'eux qui annihile leur virilité en présence d'une partenaire, trop violemment ou depuis trop longtemps désirée. On ne saurait trop insister sur l'importance, en pareil cas, d'un diagnostic différentiel, particulièrement au point de vue thérapeutique.

Un jeune homme de ma clientèle vint un jour me demander secours pour un cas de ce genre ; il était depuis quelque temps fort épris d'une personne dont la fortune et la condition sociale faisaient contraste avec sa pauvreté et la modestie de son origine ; grâce à la vivacité de son esprit, à son désir de plaire, et à une certaine élégance naturelle, il avait fait la conquête de la grande dame. A la première rencontre, l'émotion fut assez vive pour paralyser le désir, et l'échec fut piteux. M. X... conclut qu'il devait être neurasthénique : pour mieux se préparer au second rendez-vous, il crut devoir prendre des doses importantes de caféine et de kola. Par ce moyen, il ne parvint à accroître que son hyperémotivité et, du même coup, l'impouvoir; c'est alors qu'il vint me demander un tonique assez énergique pour le tirer de ce mauvais pas. Après l'avoir examiné, je fus amené à conclure qu'il n'était en aucune manière neurasthénique ni mélancolique, que seule sa constitution émotive était en jeu; j'eus quelque peine à lui faire comprendre qu'il fallait remplacer la médication excitante par des calmants et notamment par les bromures. L'état subanxieux s'étant, grâce à eux, dissipé, la possession dont il désespérait se réalisa avec une aisance sur laquelle il ne comptait plus. Et si la morale y perdit quelque chose, car la dame était mariée, la clinique psychiatrique y gagna une observation bien minime, mais tout à fait nette et probante.

L'accomplissement de l'acte génital impressionne les psychopathes de façons très diverses, et ici encore un diagnostic précis est de toute nécessité. Chacun sait quel rôle Freud fait jouer à la *libido* et à son refoulement dans la genèse des psychopathies. Il enseigne que la guérison de ces psychoses ne peut être obtenue que si une psychanalyse ingénieuse permet de déceler le tourment inconscient dont le malade souffre, sans pouvoir, à lui seul, en trouver l'origine. L'assouvissement du désir révélé est l'un des modes de guérison possible ; or, il existe bien une catégorie de psychopathes chez qui l'accomplissement de l'acte sexuel apporte un sentiment de bien-être et comme un soulagement : ce sont encore des émotifs en état de tension nerveuse, prompts aux larmes ou à la colère, et qui cherchent dans la marche, dans une sorte de remuement perpétuel, l'assouvissement de leur agitation subanxieuse ; il arrive que, chez quelques-uns d'entre eux, les rapports sexuels normaux, s'ils sont possibles, amènent, pour un moment, une salutaire détente ; aussi bien faut-il se garder d'interdire catégoriquement ce que l'on est convenu de nommer le devoir conjugal, à un anxieux chez qui l'érection et le désir ne sont pas abolis.

Mais chez la plupart des déprimés, on constate, après l'acte sexuel, un épuisement profond et presque comparable à celui d'un comitial après sa crise ; il leur faut absolument dormir quelques instants avant de reprendre la vie :

certains sont envahis par une tristesse infinie, par un sentiment de déchéance, d'opprobre, de honte et de remords physique si marqué, que la crainte du coït devient pour eux comme une sorte de superstition. J'en connais qui, profondément irréligieux, affirment que rien ne leur réussit et qu'ils sont poursuivis par une singulière malchance toutes les fois qu'ils ont commis le péché de la chair. Ils semblent être sous le coup d'un châtiment d'en haut, et ils n'osent rien entreprendre, jusqu'au moment où l'énergie a réintégré leurs centres nerveux.

D'autres ayant ressenti, tout de suite après l'acte sexuel, du bien-être, de l'allègement et de l'optimisme, connaissent quelques heures plus tard, en général le lendemain, ce même sentiment de déchéance et de remords dont je viens de parler. Et véritablement l'on se demande comment ces faits d'observation journalière et d'authenticité indiscutable sont compatibles avec la doctrine de Freud ; ils me paraissent en opposition complète avec elle et montrent, une fois de plus, qu'elle n'est applicable qu'à un certain nombre de cas infiniment restreint.

Toute une école veut faire dépendre ce symptôme, comme les autres, d'une représentation mentale viciée ; elle estime que l'asthénie génitale est purement imaginaire et qu'il suffit pour la faire disparaître d'une cure de psychothérapie, sans intervention de la médecine proprement dite. Il est inutile de dire que cette conception nous paraît tout à fait insoutenable, puisque nous avons pu décrire cette manifestation morbide accompagnée de phénomènes incontestablement objectifs : hypotonie des enveloppes musculaires de la glande, appauvrissement de la sécrétion glandulaire. L'illusion que procurent les cures psychothérapiques provient de ce que presque tous les malades qui viennent demander nos soins sont, non point de véritables neurasthéniques, mais bien de petits mélancoliques, de qui la période dépressive guérit invariablement, spontanément, un jour ou l'autre, qu'ils aient été traités ou non. A l'heure où survient cette guérison, l'asthénie génitale s'évanouit le plus souvent avec une rapidité singulière, comme tout l'ensemble symptomatique ; et le médecin qui donne à ce moment ses soins se voit attribuer une reconnaissance qu'il n'a peut-être pas tout à fait méritée.

Pour ce qui est de la neurasthénie vraie, la thérapeutique dont nous parlerons à la fin de cet article paraît avoir une action certaine.

L'ASTHÉNIE GÉNITALE DE LA FEMME. — Il nous faut dire quelques mots de ce que l'on est convenu d'appeler la neurasthénie féminine, encore que cette question concerne plus spécialement les médecins gynécologues.

Tout d'abord, il paraît prouvé que la fatigue des grossesses réitérées, les accouchements particulièrement laborieux, l'allaitement trop prolongé, les métrorragies importantes ou ré-pétées, les infections durables des organes pelviens sont des causes non négligeables de dépression neurasthénique.

En outre, il est hors de doute que, chez des femmes sujettes aux ptoses, de qui les appareils à fibres lisses et le tissu élastique sont en état d'hypotonicité habituelle ou accidentelle, et qui souffrent du retentissement de cet état physique sur leur état mental, les maladies infectieuses des organes génitaux, métrites et salpingo-ovarites, revêtent une malignité et une persistance toute particulière. Comme l'a montré nettement le docteur Jules Batuaud, si, en pareil cas, on rapporte uniquement aux lésions annexielles le mauvais état général des malades, on est entraîné à une grossière erreur de pronostic, d'où découle une erreur, plus grave encore, de thèrapeutique. Des salpingites curables par des moyens purement médicaux prennent l'allure de lésions sévères pour lesquelles l'ablation des organes semble l'unique ressource, et l'opération, faite dans des conditions médiocres, donne souvent de pauvres résultats. Si, au contraire, on reconnaît l'existence d'une neurasthénie concomitante; si l'on voit dans l'épuisement du système nerveux la raison principale de l'affaiblissement des malades et une cause sérieuse de la persistance des lésions locales, le pronostic et la thérapeutique sont tout autres. Un diagnostic précis, en même temps gyrécologique et neuropsychiatrique, a souvent empêché des interventions chirurgicales, dont il semble qu'on ait abusé quelque peu.

Que son origine soit générale ou locale, la neurasthénie féminine se traduit le plus souvent par des troubles de statique utérine : instabilité de l'organe et métroptose; presque toujours à ces signes locaux se joignent une gastro-entéroptose avec ou sans abaissement du rein droit. Tous les praticiens ont vu de ces malades, à la démarche lasse, aux traits tirés, à la sangle abdominale distendue, que soulagent, pour un moment, soit le massage de la matrice, soit une injection chaude importante, soit le port d'un pessaire.

Il est de règle, en pareil cas, que la matrice prenne une consistance très amoindrie, comparable à celle d'un chiffon mouillé.

Cet ensemble de ptoses, avec relâchement des ligaments larges et tiraillements des ligaments utéro-sacrés, met beaucoup de femmes dans l'impossibilité presque complète de se mouvoir et détermine fréquemment chez elles les stigmates mentaux de la neurasthénie.

On attribue à la maladie de Beard, à tort, je crois bien, les grandes névralgies pelviennes, rebelles à tous traitements, dont souffrent quelques psychopathes. Je ne les signale que pour mémoire ; presque toutes celles d'entre ces malades qu'il m'a été donné d'examiner étaient non point de vraies neurasthéniques, mais des déprimées hypocondriaques. Celles-là encore recherchent volontiers l'intervention chirurgicale, qui ne leur procure qu'une amélioration tout à fait transitoire. Tel ou tel organe, remis en place, curetté ou enlevé, les phénomènes douloureux reparaissent sur un autre point, parce que ces topoalgies, ces cœnesthopathies, pour employer l'expression de Dupré, ne sont point dues à des lésions locales, mais uniquement à un trouble mental, lequel est l'une des formes les plus curieuses et les plus fréquentes de la constitution égocentriste ou paranoïaque.

## *F*. — LES TROUBLES DU SOMMEIL

SOMMAIRE : Les variétés d'insomnie chez le neurasthénique et le mélancolique. — L'insomnie calme des
simples déprimés. — L'insomnie agitée des anxieux.
— Les malades qui dorment trop. — L'insomnie est-
elle uniquement due à la peur de ne pas dormir? —
Danger de l'insomnie chez les anxieux. — Nécessité
d'une thérapeutique médicamenteuse de l'agrypnie.

Ici encore, il nous faut reconnaître que les
troubles du sommeil du neurasthénique vrai
et du mélancolique asthénique simple se ressemblent à tel point que nous ne sommes
présentement en état de leur trouver aucun
signe distinctif. Ce chapitre est, d'ailleurs, un
des plus malaisés de la pathologie nerveuse;
tout y est empirisme, pour ce motif que le
sommeil normal est l'un des phénomènes le
moins bien expliqués de la biologie. C'est à
peine si les narcolepsies et les insomnies de
l'encéphalite épidémique promettent de nous
donner quelques lueurs sur cette question.

Les caractères cliniques de l'agrypnie des déprimés neurasthéniques ou mélancoliques ont été décrits tant de fois que nous ne nous y attarderons pas longuement.

Tantôt le sujet, qui tombait de sommeil à la fin du repas du soir, au point d'être obligé de somnoler quelques instants dans un fauteuil, se sent subitement tout réveillé dès qu'il a pris au lit la position horizontale et qu'il recherche le sommeil. Il ne l'obtient souvent qu'au bout de deux ou trois, ou quatre heures d'attente.

Tel autre, qui se couche épuisé de fatigue, s'endort dès la lumière éteinte et puis s'éveille au bout de trente ou quarante minutes, aussi complètement que s'il venait de prendre une longue nuit de repos. Il semble, en pareil cas, qu'un certain degré de lassitude dépassant la moyenne exige impérieusement une satisfaction immédiate, la nuit proprement dite, la nuit de sommeil normal ne devant commencer que plus tardivement.

Tel autre sujet, — et cette forme est l'une des plus fréquentes, — s'endort aussitôt qu'il se couche, s'éveille vers une heure ou deux heures du matin et ne retrouve le repos qu'au petit jour ; il se rendort alors, et l'on a toutes les peines du monde à le tirer du lit à l'heure où il convient normalement de s'éveiller.

Cette première catégorie de déprimés connaît l'insomnie sans en souffrir beaucoup et sans s'en plaindre grandement. Sans doute il leur est bien désagréable de voir fuir le sommeil, qu'ils appellent en vain, qu'ils sollicitent par mille petites ruses (récitation monotone, recherche d'images très neutres, évocation d'un rêve d'une nuit précédente, dont on s'efforce de renouer les linéaments fugitifs). Les heures passent avec une grande lenteur, mais ces malades, tranquilles dans leur lit, attentifs à ne point trop remuer par crainte d'accentuer encore leur éveil, demeurent les yeux clos, dans un recueillement qui n'est pas très pénible.

Chose remarquable, ces nerveux-là dorment d'autant moins bien qu'ils sont plus fatigués ; il semble que l'importance de leur agrypnie soit étroitement liée à leur état dépressif. Ceux-là s'améliorent le plus souvent par une thérapeutique en apparence paradoxale ; une médication tonique modérée, injection saline, de glycérophosphate, d'huile camphrée, voire une tasse de café, les aident à trouver le repos ; ils dorment infiniment mieux à 6 ou 800 mètres d'altitude que dans la plaine.

Il est une autre variété d'insomnie, plus fréquente encore, où dominent l'agitation, le malaise, l'énervement. On l'observe chez les neurasthéniques et les mélancoliques, de qui la dépression se complique d'hyperémotivité. Ceux-là viennent de dormir pendant trois ou quatre heures d'un lourd sommeil tout bourrelé de cauchemars, pénibles comme des remords. Et voilà qu'ils s'éveillent au milieu de la nuit, la langue sèche, l'haleine mauvaise, brutalement assis dans leur lit par une sorte de panique ; ils se lèvent, marchent dans la chambre, impérieusement poussés à aller et venir, le cœur battant, les extrémités refroidies, la face ravagée, tout le corps animé d'un petit tremblement. La scène, parfois tout à fait dramatique, se termine souvent par une demi-syncope avec peur de mourir. Le sentiment de crainte qu'ils éprouvent alors est si marqué qu'ils envoient chercher leur médecin, tout comme si leur dernière heure était venue. Rassurés par sa présence, aidée de quelque médication calmante, ils se rendorment habituellement avec une délicieuse satisfaction de retour à la vie normale.

Sans en venir à de telles rafales, à de tels raptus émotifs, de nombreux agrypniques hyperémotifs passent leurs heures sans sommeil, dans une extrême impatience, avec une impression constante de malaise, d'agacement, d'irritation qui les fait se tourner et se retourner interminablement entre leurs draps. Cette agitation anxieuse revêt assez souvent la forme singulière de démangeaisons, sans aucune lésion apparente de la peau, et qui portent les malades à se gratter jusqu'au déchirement.

Il est une autre forme d'insomnie, très fréquente et qui se retrouve encore chez les émotifs. Ici, le réveil vers une heure ou deux heures du matin s'accompagne, soit de gargouillements intestinaux ou de flatulence, soit de tiraillements d'estomac et de sentiment de faim presque douloureuse ; l'hyperchlorhydrie est certainement en cause, et nous avons vu, en traitant des troubles digestifs, comment je suis conduit à croire que l'hyperpepsie des névropathes est un symptôme de l'hyperémotivité, l'une

des manifestations, à la fois motrice et secré-
toire, de la constitution émotive, qui s'atténue
fort bien sous l'influence de la médication
antispasmodique. Les névropathes de cette
catégorie se rendorment rapidement, pour peu
qu'on leur fasse absorber une préparation
saturante ou un petit repas nocturne tout
disposé sur leur table de nuit.

Tels sont les modes les plus habituels de
l'agrypnie dans les psychoses dépressives.
Dans les cas purement asthéniques non compli-
qués de tendance anxieuse, le symptôme contraire se manifeste quelquefois, se traduisant
par une aptitude marquée aux états de torpeur ;
ces malades, qui dorment bien pendant la nuit,
éprouvent, durant le jour, le besoin de s'étendre
ou de demeurer dans un fauteuil où la somnolence les gagne, somnolence légère et qui n'a
rien, bien entendu, de la puissante léthargie,
si difficile à vaincre, de l'encéphalite épidémique. Je serais bien en peine de dire pourquoi,
même en dehors de la complication émotive
anxieuse, l'état dépressif se traduit chez les
uns par une exagération du besoin de sommeil,
chez les autres par l'agrypnie.

L'interprétation, en vue d'un traitement rationnel, des diverses variétés de l'insomnie psychopathique, n'est pas chose plus aisée. Parmi les explications qui ont été données, il en est une que je ne peux admettre et qu'il me paraît particulièrement utile de réfuter, en raison des erreurs thérapeutiques qu'elle entraîne. Dans nombre d'ouvrages, cette doctrine, plus ou moins explicitement formulée, considère l'insomnie, alors qu'elle n'est due ni à une grande toxi-infection, ni à l'hyperthermie, ni à des douleurs violentes, comme un phénomène plus ou moins imaginaire. dont il serait facile de guérir avec un peu de bon vouloir aidé d'un peu d'entraînement. Pour Dubois (de Berne), par exemple, l'insomnie est un pur fantôme, résidant tout entier dans la peur de ne pas dormir, et aussi une mauvaise habitude de l'esprit, une sorte de cabotinage. une des manifestations du besoin de se rendre intéressant et d'attirer la sympathie de l'entourage.

Cette doctrine conclut naturellement à la suppression de toute médication hypnotique et au seul traitement par la persuasion, par le raisonnement. Dites à un malade : « Vous dormiriez si vous vouliez, si vous aviez à un moins haut degré la crainte de ne pas dormir, si vous consentiez à vous désintéresser de vous-même, si vous parveniez à nier de toutes vos forces profondes la réalité de ce symptôme inexistant en soi ; surtout, ne prenez pas de drogues ; d'ailleurs... vous sommeillez beaucoup plus que vous ne pensez et vous attachez tellement d'importance à quelques quarts heure d'assoupissement insuffisant, que vous vous figurez n'avoir pas dormi, alors que votre garde-malade affirme que vous avez passé une nuit excellente ».

La part de vérité d'une telle doctrine est restreinte, si nous exceptons les hystériques, dont l'unique souci est d'attirer l'attention sur eux, et les hypocondriaques qui, par égocentrisme, voient tout ce qui les atteint sous le jour le plus pessimiste et centuplent la gravité de leurs menues misères. Tous les autres, à savoir le neurasthénique ou le mélancolique souffrent incontestablement d'insomnie très réelle, parfaitement rebelle aux plus éloquentes persuasions. Traiter ceux-là au moyen d'encouragements, en leur interdisant toute thérapeutique médicamenteuse apaisante, c'est leur imposer de bien inutiles souffrances et, s'il s'agit en même temps d'émotifs — on sait combien est habituelle l'association de la dépression et de l'émotivité — les exposer à un véritable danger. Un neurasthénique ou un mélancolique anxieux, qui ne dort pas, se brûle, maigrit rapidement, court le risque d'une complication confusionnelle ; et, si l'on ne va pas à son secours, peut très bien en venir aux idées de suicide ; je connais plusieurs cas de fins tragiques chez des anxieux à qui l'on refusait, par système, tout autre apaisement que des conseils moraux à leur agitation et à leur agrypnie.

L'insomnie du neurasthénique et du mélancolique purement déprimés est justiciable, nous l'avons entrevu tout à l'heure, d'un traitement tonique. Dans un certain nombre de cas, j'ai vu le sommeil revenir sans aucune autre médication ; mais, pour peu qu'il s'agisse d'hyperémotivité compliquant l'état dépressif, une thérapeutique médicamenteuse devient indispensable. La première indication est d'abattre l'hyperémotivité par les bromures et le gardénal dans les cas légers, par l'opium associé à la belladone et à la jusquiame dans les cas les plus sévères. Souvent il est nécessaire d'y joindre une médication proprement hypnotique, véronal et les corps de la même série pour les cas de moyenne importance, l'hydrate de chloral si cela devient nécessaire. Je ne pense point que ces médications abrègent de beaucoup la durée de la crise de neurasthénie ou de mélancolie ; mais elles aident singulièrement à la traverser sans accidents, et il y faut toujours penser en pareils cas.

## G. — Les phénomènes douloureux

Sommaire : La céphalée en casque ; la douleur des muscles trapèzes et de leurs insertions tendineuses. — La plaque lombaire. — Les topoalgies des hypocondriaques. — Les malades imaginaires et les interventions chirurgicales. — La véracité des neurasthéniques pour la description de leurs souffrances.

Céphalée, rachialgie, algies diverses. — Il est classique de décrire une céphalée en casque et une plaque douloureuse lombaire, parmi ce qu'on est convenu de nommer les stigmates de la neurasthénie. Il ne s'agit d'ailleurs pas ici de symptômes proprement caractéristiques ; tous les états dépressifs, et notamment les petits états mélancoliques, comportent des signes analogues ; décrivons-les sommairement.

La céphalée en casque n'est pas le type le plus fréquent chez les uns ou les autres ; ils sont relativement rares, les malades qui déclarent sentir leur crâne resserré comme par le métal d'un morion dont le rebord péserait lourdement à leur front, à leurs tempes et à leur occiput.

La douleur qui nous est décrite le plus souvent est franchement localisée à la nuque. Quand, par le palper manuel, on cherche à en limiter l'étendue, on constate qu'elle commence très exactement à la crête occipitale, qu'elle va jusqu'au voisinage des apophyses mastoïdes, redescend le long du bord libre des muscles trapèzes et se termine au niveau de l'épine de l'omoplate. Elle est marquée dans toute l'étendue des masses musculaires, avec accentuation notable aux insertions tendineuses.

Elle n'est donc pas vague, indéfinie, sans relation avec les distributions anatomiques, comme le sont les douleurs des hypocondriaques, dont la nature est toute différente. La céphalée occipitale des neurasthéniques et des mélancoliques n'a rien d'imaginaire, pas plus d'ailleurs que les craquements articulaires de la colonne cervicale, que beaucoup de neurologistes considèrent comme inexistants. Mus, une fois pour toutes, par l'idée préconçue que ces malades exagèrent ou inventent pour le plaisir de se faire plaindre, ces médecins ne prennent plus la peine de vérifier par eux-mêmes la justesse des doléances dont ils sont excédés. La plaque douloureuse cervicale des déprimés neurasthéniques ou mélancoliques, manifestement accrue par la fatigue, presque toujours calmée par le repos, est une douleur musculaire et tendineuse, dont on comprend la localisation si l'on pense que les trapèzes ont la charge de supporter le lourd poids de la tête pour la maintenir droite, alors que, au cours des états dépressifs, elle a tendance à s'abandonner et à s'incliner en avant.

Et de même, la plaque dite sacrée ou lombaire se localise à l'insertion inférieure des grandes masses musculaires qui maintiennent le corps humain dans la station debout, laquelle est, comme on sait, particulièrement difficile à garder pour les malades dont nous nous occupons.

Quant aux douleurs diverses que Blocq avait nommées topoalgies, je n'en connais pas d'exemple dans la neurasthénie proprement dite[1]. Ce sont, non pas les neurasthéniques ni les mélancoliques, mais bien les hypocondriaques que l'on voit se plaignant sans cesse de douleurs sans localisation anatomique possible, empiétant sur deux ou trois organes à la fois ; douleurs que n'apaisent ni les thérapeutiques internes les plus ingénieuses, ni les interventions chirurgicales réitérées. Nous connaissons tous des malades qui se sont fait enlever successivement l'appendice, la vésicule biliaire, chez qui l'on a pratiqué la gastro-entérostomie, le plissement du cæcum, et de qui les douleurs ne se sont améliorées qu'au cours de la convalescence de chaque opération, pour reprendre aussi intenses, aussi tenaces, aussi obsédantes qu'auparavant au bout de cinq ou six semaines. Ces sujets-là, trop méconnus par les chirurgiens, sont certes parmi les plus malheureux ; mais il faudrait savoir, par un bon diagnostic, que la localisation de leurs misères est purement mentale, que ce sont là les vrais malades imaginaires, déprimés, émotifs, prodigieusement

---

1. Consulter à ce propos le rapport de Dupré et Paul Camus (Congrès de Genève-Lausanne, août 1907); *Encéphale*, décembre 1907 ; et *Encéphale*, août 1909.

préoccupés d'eux-mêmes, singulièrement orgueilleux d'être plus misérables que tous les
autres, et poursuivant en vain leur guérison
avec un véritable esprit de revendication et le
sentiment qu'ils sont victimes d'une effroyable
injustice du sort.

Il n'est désormais plus permis à un bon
clinicien de confondre ces malades-là avec les
vrais neurasthéniques.

C'est ici le lieu de nous demander dans quelle
mesure le neurasthénique peut être cru dans ses
affirmations.

Presque tous les ouvrages qui lui sont consacrés inclinent à penser que, pour le moins, il
exagère et sa fatigue, et l'importance de ses
insomnies, et l'intensité de ses souffrances, physiques et morales.

Ces malades sont malheureux, incontestablement ; comme il arrive fréquemment que
leur entourage n'entende rien à leur mal,
et trouve simple de hausser les épaules, ou
de les tourner en dérision, on conçoit que
ces pauvres diables, souffrant de n'être pas
compris, aient une tendance à réagir contre
l'indifférence de leur famille ou de leur médecin

en mettant un accent tonique sur la réalité.

Tous, d'ailleurs, ne font pas ainsi; cela dépend de leur constitution. Il y a des neurasthéniques impeccablement véridiques, peu émotifs, sans égoïsme, que l'on peut croire à la lettre. Comptez, par contre, sur un peu d'éxagération, si vous avez affaire à l'une des ces personnes très aimables, très sociables, et soucieuses, dans le courant de la vie, dé plaire et de ne point passer inaperçues. Bien portantes, elles cherchent toujours, et naturellement, à intéresser, à mettre en valeur leurs charmes; sont-elles en phase dépressive, elles restent fidèles à leur état constitutionnel et mettent en valeur leurs touchantes misères, tout comme elles faisaient de leurs moyens de séduction.

Ne disons donc pas, en principe, que les neurasthéniques sont des exagérateurs, mais faisons un bon diagnostic psychologique, et reconnaissons ceux d'entre eux qui, par leur constitution mentale, sont susceptibles d'exagération.

## *H*. — L'ÉTAT MENTAL NEURASTHÉNIQUE

Sommaire : La conception de Dubois (de Berne). — La
conception de Déjerine. — Le rôle bienfaisant de l'enseignement de Babinski. — Réalité objective de la
fatigue des neurasthéniques. — Les ptoses. — Survenue tardive de l'état mental. — Il est secondaire à
la dépression physique. — La volonté chez le neurasthénique. — Discussion de quelques cas. — Le traitement rationnel de la neurasthénie vraie ne sera pas
psychothérapique, mais bien proprement médical.

C'est un point sur lequel les querelles et les
débats se sont prolongés longuement. Pour
Dubois (de Berne) et son école, qui, on le sait,
décrit une psychonévrose embrassant l'hystérie,
la neurasthénie, la psychasthénie et la dégénérescence mentale, l'état psychique est primitif et les symptômes somatiques secondaires.
La maladie, née de l'idée, guérirait par l'idée,
le médecin n'ayant d'autre thérapeutique à employer que le raisonnement.

La doctrine de Déjerine est beaucoup plus
délicatement nuancée ; pour lui la neurasthénie

est essentiellement une psychose émotive. Il ne nie pas la réalité de la fatigue, mais cette fatigue est minime et l'empêchement fonctionnel que l'on constate chez les malades résulte, beaucoup moins d'un épuisement nerveux véritable, que de la crainte anxieuse de ne pouvoir pas agir. Et dans ce grand livre des *Manifestations fonctionnelles des psychonévroses*, qui est un singulier mélange de détails admirablement observés, de précisions excellentes et de généralisations aujourd'hui délaissées, il s'attache à multiplier les exemples tendant à prouver combien les malades se trompent sur leurs propres symptômes. Il aboutit, d'ailleurs, à cette conclusion que, seuls, l'isolement et la psychothérapie bien comprise doivent avoir raison de la neurasthénie comme de l'hystérie; et lui aussi, tout en s'efforçant d'établir les différences qui séparent ces deux névroses, déclare que l'une et l'autre sont de même famille et très proches parentes. Illogiques d'ailleurs dans leurs conclusions pratiques, Déjerine comme Dubois, tout en niant, ou à peu près, la réalité objective des troubles dyspeptiques et du sentiment de fatigue, mettaient leurs malades au lit et au lait, comme si, tout de même, il y avait quelque chose à combattre par le régime alimentaire et le repos systématique.

J'ai toujours soutenu la doctrine contraire, et, à mesure que le temps passe, j'ai le très grand plaisir de constater que la plupart des observateurs et dans tous les pays tendent actuellement à adopter mes manières de voir.

Nous devons sur ce point la plus vive reconnaissance à l'admirable netteté d'esprit de Babinski, le jour où il a dit avec toute l'autorité des observations apportées : « J'appelle hystérique tout phénomène qu'il est possible de reproduire par la suggestion (avec une exactitude rigoureuse chez certains sujets), et qu'il est possible de faire disparaître sous l'influence exclusive de la persuasion. » Il élimina, du même coup, toutes les autres psychonévroses, si bien qu'il devint légitime de conclure que le mécanisme de la neurasthénie ne pouvait être de même sorte. En vérité, il suffit d'observer un neurasthénique vrai, depuis le début de son mal, pour reconnaître que, chez lui, chronologiquement, l'état mental est secondaire. Nos malades commencent invariablement par accuser de la fatigue physique dont ils ne se montrent d'ailleurs pas préoccupés déraisonnablement, qui n'a nullement les caractères d'une obsession, ni ceux d'une préoccupation hypocondriaque et qui n'est que la constatation d'un fait. Cette fatigue se traduit bientôt, on peut dire anatomiquement, par la ptose de l'appareil digestif, de l'appareil génital, de l'appareil circulatoire, sous forme d'hypotension artérielle, par la diminution de la capacité respiratoire, par tout un ensemble d'hypotonies musculaires et d'insuffisances sécrétoires.

Quand tout un organisme demeure pendant un certain temps en état de vitalité mineure, ayant ses muscles amollis, son tissu élastique distendu, ses organes splanchniques en ptose, ses glandes appauvries, son cœur mou, ses artères relâchées, quand notre corps nous paraît lourd par suite de la rupture du rapport normal entre le poids brut de ce corps et l'énergie du système nerveux qui le maintient debout, nous voyons apparaître comme complément nécessaire de cet ensemble symptomatique la modification de l'humeur. L'écorce grise de notre cerveau est, comme chacun sait, le lieu où aboutissent finalement, après plus ou moins de relais, les fibres nerveuses centripètes venues de toutes les parties du corps. Chez le neurasthénique, ces nerfs sensitifs ne cessent point d'apporter au cerveau la sensation de déchéance, d'amoindrissement, d'impouvoir fonctionnel. En présence de tels témoignages, le cerveau le mieux équilibré, le moins prédisposé, ne saurait conserver longtemps l'entrain et le plaisir à vivre.

Il faut songer, en outre, que le cerveau se renseigne sur son propre état ; il constate à toutes minutes combien sa mémoire a perdu de sa précision, son imagination de sa vivacité ; qu'il enregistre sa propre lenteur psychique, son extrême fatigabilité, son immense besoin de repos ; cela encore contribue, pour une grande part, à faire d'un homme surmené, un triste, un hésitant, un découragé ; à lui communiquer la tendance au doute de soi-même, à l'humilité, au scrupule.

C'est cette marche des symptômes, c'est cette survenue tardive de l'état mental qui différencient le neurasthénique accidentel du mélancolique périodique constitutionnel, chez qui l'état mental de profonde tristesse, d'abattement, de fatigabilité, de lenteur psychique, d'hésitation perpétuelle, d'humilité, d'indignité, d'incurabilité, de ruine, s'installe d'emblée, sans préexistence de ce grand état somatique, qu'il faut être aveugle pour ne pas voir, chez le neurasthénique vrai.

En somme, — tandis que l'hystérie est une maladie à bruyants symptômes somatiques, anesthésies, paralysies, contractures, attaques de nerfs, sans la moindre réalité objective et dont la cause unique est la constitution mythomaniaque, le mensonge pathologique, — la neurasthénie apparaît comme une maladie véridique, où l'état psychopatique, chronologiquement secondaire, n'est rien que le reflet dans l'esprit, et la prise de conscience d'un état fonctionnel à peu près partout insuffisant.

Le neurasthénique n'est donc pas le moins du monde un malade imaginaire ; il apparaît tout à fait différent de l'hypocondriaque. L'état mental de l'hypocondriaque est primitif, constitutionnel ; il résulte d'une disposition native — observée par Molière dans son dernier chef-d'œuvre avec une prodigieuse exactitude — à l'égocentrisme, à l'amour exagéré de soi ; si bien que, pour peu que se dessine un état de dépression périodique apportant avec elle l'inclination au pessimisme, nous voyons le plus petit trouble fonctionnel ou la douleur la plus fugace déclancher le tourment, la terreur obsédante de voir s'endommager, en quelque point de l'organisme, la seule personne véritablement aimée, le cher « Moi[1] ».

Ainsi donc, début par un sentiment de pesanteur extrême du corps, si lourd qu'il faut le traîner par un effort de volonté constante ; pesanteur, endolorissement, courbature, gêne motrice. Puis, troubles dyspeptiques : lenteur digestive, plénitude stomacale, atonie de l'intestin. Tout d'abord, redisons-le, ces phénomènes ne tourmentent point le malade. Il pense : c'est un peu de fatigue et cela passera ; mais il éprouve un étrange besoin de repos, une indolence toute nouvelle dans la tâche de chaque jour ; on dirait d'une rouille encrassant

---

1. On peut d'ailleurs être à la fois neurasthénique et hypocondriaque, la neurasthénie pouvant évidemment se développer chez une personne à tendances égocentristes ; mais ce n'est plus alors de la neurasthénie pure. Cette association morbide ressemble beaucoup aux malades quasi-imaginaires de Déjerine et de Dubois.

le mécanisme cérébral et s'opposant au libre jeu des facultés. Au lieu de penser en images bien claires et en raisonnements actifs, l'esprit s'abandonne à la mollesse des rêveries, qui sont une manière de repos; les représentations mentales, pâles, décolorées, manquent de ce relief qui fait que l'on adopte sans peine le motif le plus fort, celui qui doit, par ses qualités mêmes, s'imposer à la décision. Une torpeur engourdit l'intellect; la mémoire ne fournit plus au commandement les dates, les chiffres, les noms propres. Les besognes courantes, soumises aux lois de l'habitude, se font encore sans trop de mal; mais qu'il faille entreprendre une tâche tant soit peu nouvelle, fût-elle extrêmement facile, et voilà que l'âme est en proie à une invraisemblable indécision; c'est toute une affaire d'écrire à son bottier et de répondre oui ou non.

En dépit d'investigations minutieuses et mille fois réitérées, il m'a toujours été imposible de découvrir, au fond de ces manifestations psychiques, la moindre idée causale latente; en vérité, rien de conscient ou de subconscient n'absorbe ici la faculté d'attention et ne commande les symptômes. Il s'agit bien d'une atténuation en bloc de toutes les facultés, d'une insuffisance cérébrale globale ou, plus exactement, d'un ralentissement psychique.

Tout accablé de cette diminution de son être physique et mental, le neurasthénique exhale sa plainte. Mais, comme il mange tout de même assez bien, comme il n'a pas trop mauvaise mine, comme le médecin de la famille, le professeur de faculté appelé en consultation, déclarent catégoriquement qu'aucun organe n'est atteint, on parle de maladie imaginaire, et chacun de conseiller au patient de penser à autre chose; on a coutume d'ajouter qu'il devrait bien avoir un peu de volonté.

« Fais comme nous, que diable! si tu voulais bien, tu pourrais. » Cette façon, plutôt simpliste, d'envisager les choses le décourage ou l'exaspère; elle lui apparaît avec raison comme une injure imméritée. C'est que les malades de cette sorte usent précisément de la faculté de vouloir, beaucoup plus qu'ils n'avaient à le faire en état de pleine santé[1]. Jadis, pour suffire aux be-

1. On ne peut plus admettre actuellement que ce qu'on nomme la volonté puisse être considérée comme une faculté autonome de

sognes de chaque jour, ou même à des travaux d'importance exceptionnelle, il n'était que de s'atteler à la tâche et de s'y remettre avec régularité, une fois passée la période, toujours un peu dure, de la mise en train, les choses allaient d'elles-mêmes ; la besogne s'accomplissait naturellement, simplement, d'un esprit clair, aisé, et sans que l'effort eût à intervenir. Nous tous, en état d'équilibre, sentons bien que notre labeur de chaque jour s'accomplit sans difficultés, sans pénible intervention du vouloir, comme s'il utilisait simplement le surcroît d'énergie disponible.

Quel changement chez le neurasthénique ! Pour prendre la plus futile décision, pour faire une démarche, pour arrêter un ami dans la rue, voilà qu'il faut user à tous moments du vouloir ; tout ce qui s'accomplissait de soi-même nécessite un effort, pénible, prolongé, réitéré, souvent infructueux ; et le neurasthénique de répondre à ceux qui l'accusent, un peu légèrement, de n'avoir pas de volonté, que jamais,

l'âme. C'est, bien certainement, une résultante, dépendant, soit de notre activité mentale, soit de notre pouvoir de réactivité, soit de notre éthisme, soit de notre avidité, soit d'une combinaison de ces diverses tendances affectives.

au contraire, il n'a usé plus qu'à présent de sa faculté de vouloir pour accomplir, par contrainte, des choses qui, jadis, ne nécessitaient de sa part aucune intervention active. C'est la vérité même. Et ici le malade a raison contre ses détracteurs, qui ne peuvent pas le comprendre s'ils n'ont jamais passé par ces tourments.

Le fait d'être incompris peine ou blesse notre malade, qui si longtemps a soutenu de pied ferme le bon combat contre l'épuisement ; il en éprouve un sentiment extrêmement pénible d'isolement, dont s'accroît encore l'état d'insécurité où, depuis quelque temps, il vit. Sa faiblesse de corps et d'âme l'incline au désir d'être plaint, au besoin d'émouvoir un entourage trop sceptique ; et, pour mieux persuader les gens de sa famille ou bien son médecin de l'importance de sa misère, loin de se taire, il s'exprime en termes amplifiés, avec l'espoir inavoué de toucher davantage. Dès lors, il lui arrive — surtout s'il est émotif et un rien mythomane — d'exagérer verbalement la gravité de ses tourments. Ce faisant, il en accroît vraiment l'intensité, car les paroles qui sortent de sa bouche rentrent en lui par ses oreilles ; il est de tous ceux qui l'écoutent celui qui entend le mieux et, s'il ne convainc pas les autres, il se persuade lui-même avec une aisance dont il est loin de se douter ; mais ce n'est là qu'une nuance ; encore une fois, le neurasthénique pur n'est pas un hypocon-driaque ni un hystérique menteur ; tout au plus est-il capable d'un peu d'exagération.

A cela, des auteurs comme Dubois ou Déjerine répondent que, sous l'influence de la simple distraction, le neurasthénique voit s'évanouir comme par enchantement les misères dont il était, quelques instants plus tôt, tout accablé.

Une dame qui affirme de bonne foi ne pas pouvoir lever les bras, se coiffe cependant toute seule chaque matin ; un neurasthénique, qui affirme avec conviction être incapable de faire cent pas de suite, marche une heure ou une heure et quart auprès de son médecin, lequel capte son attention en le contraignant à raconter l'histoire de sa maladie ; tel autre, du fait d'une visite inattendue, agréable, voit se dissiper comme par enchantement d'abomi-nables maux de tête, alors qu'il redoutait par-dessus tout les fatigues de la conversation. Une asthénopique, qui ne parvient pas à lire une colonne de journal, trouve cependant bien moyen d'écrire longuement à ses fournisseurs pour commander une robe ou un beau chapeau; une jeune fille qui littéralement, à l'entendre, ne tiendrait pas debout, danse toute une nuit avec un merveilleux entrain. Et nous avons encore lu l'observation d'une dame qui se déclarait incapable de surveiller l'éducation de ses enfants, de corriger leurs devoirs et de leur donner des leçons, alors que, le croiriez-vous, elle passait au lit la plus grande partie de ses journées... à lire !

Tous les neurologistes ont vu des faits de cette sorte, tout de même un peu plus délicatement nuancés. Dans les premiers temps de ma pratique médicale, j'inclinais, moi aussi, à mettre de pareils faits sur le compte de la nature psychique de la psychonévrose. C'est que cette opinion est véritablement la plus simple, et je serais tenté de dire la première venue. Ne voyons-nous pas les parents d'un neurasthé-nique ou d'un cyclothymique, ses amis et jusqu'à ses vieux domestiques familiers l'adopter tout de suite et dire à qui veut les entendre que leur malade est un malade imaginaire!

Mais, en observant de plus près, j'ai été conduit à établir une distinction radicale entre les névropathes de qui tous les symptômes sont bien assurément d'origine mentale (les hypocondriaques), et les autres qui, en dépit de grossières apparences, sont bien certainement dyspeptiques et asthéniques. On ne la rencontre pas fréquemment, si elle n'est ni hystérique, ni hypocondriaque, la dame qui ne peut pas lever les bras et qui pourtant se coiffe. Les déprimés sincères, c'est-à-dire les mélancoliques et les neurasthéniques, ne pèchent pas par excès de coquetterie; tout au contraire, pour peu que leur crise date d'un certain temps, nous les voyons quittés par tout désir de plaire; non seulement ils ne se parent plus, mais ils négligent les soins qu'ils avaient coutume de donner à leur personne, et jusqu'à la plus élémentaire propreté.

J'ai fait aussi la petite expérience qui consiste à promener longtemps un malade qui affirmerait ne marcher qu'avec peine : si c'est un hypocondriaque, l'expérience réussit; elle échoue lamentablement si c'est un vrai neurasthénique.

J'ai vu aussi la dame qui ne peut pas lire un journal, et, comme j'ai pris la peine de la regarder d'un peu près, j'ai observé qu'elle passait des heures pires et des heures meilleures et que, dans ses mauvais moments, elle ne pouvait écrire ni à ses amis, ni à ses fournisseurs.

Pour ce qui est de cette observation, publiée comme démonstrative, d'une personne qui pouvait lire au lit alors qu'elle ne pouvait donner des leçons à ses enfants, je répondrai que j'ai vu bien des fois des épuisés, en convalescence de pneumonie grave ou de typhoïde, à qui je conseillais de lire le théâtre d'Eugène Labiche ou les romans de Dumas père, alors que je ne les autorisais pas à faire l'éducation de leurs enfants, ce qui constitue bien le plus dur des métiers.

D'ailleurs, il s'en faut de beaucoup qu'ils soient logiques avec eux-mêmes, ces médecins qui ne croient point à la réalité des asthénies et des dyspepsies neurasthéniques.

On serait tenté de leur dire : puisque la

distraction suffit à dissiper une fatigue sans réalité profonde, conseillez donc à vos malades d'user d'un aussi précieux remède ; prescrivez-leur de travailler tout le jour, de dîner en ville, de bien manger et de bien boire, de passer leurs soirées au théâtre ou dans le monde. Mais point du tout ! vous les isolez dans la chambrette de quelque maison de santé ou bien dans leur lit d'hôpital qu'enferment quatre rideaux blancs ; vous leur interdisez les conversations et même les lectures, et ils doivent se contenter chaque jour d'une causerie de quelques minutes avec leur médecin qui, précisément, ne leur parle que de leur mal. Bref, vous sentez très bien, comme nous-mêmes, qu'il est indispensable, pendant un certain temps, de mettre le système nerveux des déprimés au repos et, si j'ose dire, en « jachère ».

En vérité, l'on n'en finirait pas de discuter victorieusement de pareilles contradictions entre la doctrine et la pratique ; des hommes de si haute valeur ne seraient pas tombés dans des erreurs de cette sorte s'ils avaient fait ce que nous nous sommes efforcés de réaliser : le

démembrement de la neurasthénie et sa sépa-
ration des états hypocondriaques,

Ainsi tout ce que nous savons de l'état
mental du neurasthénique vrai nous oblige
à croire que le traitement de cette maladie
doitêtre purement médical, purement somatique
et nullement psychothérapique, tant que ne
s'est pas constitué l'état mental ultime, qui
réclame des soins d'ordre psychologique.

# CHAPITRE V

## DIAGNOSTIC



Dès le début de cet ouvrage et, çà et là, à
plusieurs reprises, nous nous sommes efforcé
de faire un tableau clinique comparatif, comprenant les maladies que l'on emmêle le plus habituellement avec la neurasthénie vraie. Redisons
une fois encore que presque tous les cas couram-
ment étiquetés maladie de Beard sont de petits
états mélancoliques, méconnus parce que l'on
s'était attaché uniquement aux symptômes
dépressifs, sans remonter à la cause et sans étudier l'évolution du mal. Là est vraiment l'erreur
de diagnostic fréquente. Le petit tableau ci-

contre résume de façon qui sera utile, j'espère, les différences entre la dépression accidentelle et la dépression constitutionnelle.

Ceci dit, nous n'avons plus à envisager que la question des états neurasthéniformes secondaires.

On sait que Gilbert Ballet a longuement et judicieusement insisté sur ces fausses neurasthénies, qui ne sont en réalité qu'un phénomène précurseur de la paralysie générale. Aussi bien est-il indispensable, quand on interroge pour la première fois un psychopathe, de ne pas négliger de l'étudier au point de vue de ses antécédents syphilitiques, d'interroger soigneusement ses réactions pupillaires, l'état de ses réflexes, et de rechercher la réaction de Bordet-Wassermann dans le sang et, si persistaient quelques doutes, dans le liquide céphalorachidien.

Aucun organe ne doit échapper lors de ce premier examen. Au chapitre des causes, nous disons quelques mots de la neurasthénie vraisemblablement liée à l'appendicite chronique ; le tube digestif tout entier et ses annexes doivent être passés en revue, tant au point de vue des ptoses qu'au point de vue d'une lésion organique qui, parfois, peut se compliquer de manifestations nerveuses dépressives. Le professeur Pierre Delbet cite des cas où un kyste du pancréas, un ulcère de l'estomac ou du duodénum au voisinage du pylore, des maladies de l'appareil génito-urinaire de l'homme ou de la femme, se sont accompagnés de symptômes de neurasthénie, lesquels auraient totalement disparu du seul fait de l'intervention chirurgicale libératrice ou réparatrice.

J'ai connu des cas de fibrôme utérin avec métrorragies abondantes, des cas de cancer, d'anévrisme, et des cas de tuberculose dont les symptômes essentiels étaient partiellement voilés sous les apparences d'un état neurasthéniforme.

J'ai vu commettre enfin une erreur de diagnostic que j'ai à cœur de signaler. Il s'agissait d'un homme d'une soixantaine d'années qui, après une série de voyages professionnels particulièrement fatigants, au cours desquels il lui avait été impossible de dormir, fut pris brusquement d'une asthénie incroyablement intense et persistante, avec abattement profond,

|  |  | MÉLANCOLIE | NEURASTHÉNIE |
|---|---|---|---|
| CAUSES | PRÉDISPOSANTES | Hérédité. Etat essentiellement constitutionnel. | Terrain arthritique. |
| | DÉTERMINANTES | Aucune, sinon le rythme de la périodicité cyclothymique. Chez les grands émotifs, un choc émotif peut déterminer l'éclosion d'une période dépressive. | Maladie accidentelle, déterminée par une intoxication ou une cause d'épuisement de l'organisme : surmenage physique et déception morale combinés. |
| SYMPTÔMES | DÉBUTS | Souvent rapide, parfois soudain. D'emblée par un état à la fois physique et psychique, surtout psychique, de ralentissement mental, d'humeur triste, d'inertie. Dégoût de l'action, plutôt que vraie fatigue. | Habituellement traînant. Pendant une période souvent longue, les phénomènes purement somatiques sont seuls en cause. La fatigue physique domine, bientôt suivie de la difficulté à travailler intellectuellement. |
| | PÉRIODE D'ÉTAT | Aggravation de l'état mélancolique avec délire ou subdélire monotones : idées d'humilité, d'indignité, de ruine. Impossibilité d'espérer en quelque domaine que ce soit. Anesthésie morale. Insomnies rebelles et, chez les mélancoliques émotifs, phénomènes anxieux, amaigrissement rapide. Idées de suicide. | ... et hyposécrétions, ...ses, hypotonies et insuffisances respiratoire, circulatoire, digestive, orchitique, etc. Un peu plus tard, développement d'un état mental tardif et secondaire : lenteur psychique, tendance à l'indécision, à l'insécurité, à la crainte. Préoccupations émotives, hypocondrie sans racines profondes. |
| | TERMINAISON | Souvent rapide : la maladie guérit un jour, sans raison appréciable, comme elle a commencé. Le traitement n'a pas d'action sur la durée de la crise. Il n'agit guère que sur les phénomènes émotifs surajoutés s'il y en a. Inutilité de la psychothérapie. | Guérison progressive. Le traitement purement physique accélère manifestement la guérison. Il suffit même à dissiper l'état mental quand il n'est pas de date trop ancienne. La psychothérapie devient un adjuvant utile à la période terminale. |
| AUTRES CARACTÉRISTIQUES | | Maladie extrêmement fréquente, récidivant chez le même sujet. Souvent, avec l'âge, les périodes deviennent plus longues et plus pénibles. | Maladie rare, quatre à cinq cents fois plus rare que la mélancolie. Pas de récidives. |

découragement, tristesse et besoin impérieux, invincible de sommeil. Appelé auprès de lui, parce que le diagnostic porté était celui de neurasthénie, je constatai quelques troubles légers de la motilité oculaire, un peu de fièvre, et fus conduit ainsi à porter le diagnostic d'encéphalite épidémique, qui se vérifia plus tard, la maladie ayant abouti au bout de quelques mois à un syndrome parkinsonnien.

Le diagnostic de neurasthénie vraie bien posé, — il ne le sera pas fréquemment car, redisons-le bien, c'est une maladie rare, — demandons-nous encore si elle est pure ou bien associée à quelque autre état psychopathique.

Tout état dépressif, qu'il soit de nature constitutionnelle ou de nature accidentelle, a coutume de réveiller d'autres tendances psychopathiques jusqu'alors plus ou moins latentes.

Par exemple, sur dix mélancoliques en voici quatre qui sont nés médiocrement émotifs ; ils feront une psychose dépressive atone, sans plus. Les six autres sont de constitution émotive plus ou moins intense ; ils feront nécessairement un état mélancolique compliqué, soit de manifestations subanxieuses, soit d'anxiété

marquée avec agitation, insomnie, amaigrissement parfois très rapide, *tædium vitæ* et
impulsions au suicide. Quand l'anxiété est très
intense et l'insomnie presque totale, ces malades tombent souvent dans un état de stupeur
profonde ou font un épisode confusionnel qui
peut être fort grave. Il importe, à mon sens, de
souligner ce fait que ce n'est pas la mélancolie
par elle-même, mais sa complication hyperémotive, l'anxiété, qui mène au suicide.

Toutes proportions gardées, la neurasthénie,
maladie dépressive, réveille l'émotivité latente
et la tendance anxieuse chez les sujets à constitution émotive un peu forte. On a beaucoup
écrit sur les phobies et les obsessions neurasthéniques. On a eu tort. Pour tâcher de parler
un langage médical correct, vraiment scientifique, nous dirons : il n'y a pas de phobies
neurasthéniques, il y a seulement des neurasthéniques de constitution émotive, chez qui
l'hyperémotivité se traduit, comme elle le
ferait en dehors de tout état neurasthénique,
par des obsessions anxieuses : agoraphobie,
claustrophobie, bacillophobie, phtisiophobie,
syphilophobie, etc., etc. Incontestablement,

phobies et obsessions appartiennent, non pas à la pathologie de l'activité comme la neurasthénie, mais bien à la pathologie de l'émotivité.

Disons encore que, chez le neurasthénique vrai, il est rare que l'association morbide avec l'anxiété aille aux mêmes extrémités que quand elle s'allie à la mélancolie constitutionnelle. Je n'ai pas recontré de suicide de neurasthénique; chez les malades qu'il m'a été donné d'observer, la tendance anxieuse n'allait pas jusqu'au raptus suranxieux. J'ai noté de vagues idées de suicide par lassitude de vivre dans la souffrance, mais point de gros état d'obsession-impulsion à caractène irrésistible.

Une crise de neurasthénie peut amener encore l'exaspération d'un état latent légèrement paranoïaque, presque toujours sous forme de préoccupations hypocondriaques. Les sujets qui naissent avec une tendance égocentriste quelque peu excessive voient se constituer alors, dans leur état mental, la combinaison : craintes par dépression, et craintes sur la santé par amour pathologique de leur propre personne. Mais ce sont là encore de simples associations morbides ; le neurasthénique pur n'est pas cet hypocondriaque uniquement tourmenté de sa chère santé, que l'on trouve décrit sous l'étiquette « maladie de Beard » dans tant d'ouvrages de neurologie. Il ne revêt cette attitude que si la dépression neurasthénique se combine à la constitution paranoïaque.

# CHAPITRE VI

## CAUSES DE LA NEURASTHÉNIE

Sommaire : Fréquence de la maladie : le sexe, l'âge. — La seule cause de la neurasthénie, c'est la fatigue mal réparée. — Surmenage et mélancolie. — Influence des émotions : exemples tirés de la guerre. — Il n'y a pas de neurasthénie traumatique. — La mélancolie afflictive. — La neurasthénie et les déceptions. — La neurasthénie toxi-alimentaire. — L'hérédité arthritique. — Neurasthénie et tuberculose.

Lorsque nous aurons dit que la neurasthénie paraît être un peu plus fréquente chez l'homme que chez la femme, qu'on la rencontre le plus habituellement à l'âge des travaux intensifs, entre 20 et 60 ans, qu'on peut l'observer parmi les gens d'affaires et chez les paysans occupés aux travaux des champs, nous nous trouverons en présence du vrai problème étiologique : celui de la cause efficiente de la neurasthénie.

J'estime que c'est toujours et uniquement la fatigue, car la neurasthénie n'est rien d'autre que la fatigue même, non réparée, installée, organisée et devenue, pour un temps, maladie.

Alors que la plupart des auteurs se montrent extrêmement hésitants sur ce point, je crois pouvoir être catégorique, au point de dire que c'est une maladie toujours accidentelle, et nullement héréditaire. Ce qui incline nombre de spécialistes à penser autrement, c'est, à mon sens, qu'ils n'ont pas suffisamment délimité la signification du mot neurasthénie.

Un déprimé constitutionnel est de temps à autre, au cours de sa vie, affligé d'une période nettement dépressive ; mais cette période, survenant habituellement sans cause nettement définie, est de nature mélancolique et non neurasthénique.

Il en va de même pour les cyclothymiques qui passent alternativement par des phases d'hyperactivité ou des paliers d'équilibre normal, pour retomber ensuite dans une période nettement mélancolique. Ici, comme d'ailleurs chez les hypocondriaques, le mal est bien évidemment congénital, héréditaire, constitutionnel.

Il me faut redire, une fois encore, que la plupart des médecins, à l'étranger comme en France, et spécialement les neurologues mal entraînés à la psychiatrie, confondent constamment le neurasthénique et le petit mélancolique. Comme, chez ce dernier, une période d'hyper-activité précède fréquemment la phase dépres-sive, il est tout de suite question de surmenage ; le malade dit : « Évidemment, j'ai dû trop tra-vailler, c'est ce qui m'a conduit à l'épuise-ment actuel de mes centres nerveux » ; et le médecin d'approuver, alors que, s'il se donnait la peine d'observer de plus près, il consta-terait que, dans la phase hyperactive, le cyclo-thymique ne se surmenait en aucune façon, qu'il dépensait uniquement la force dont débor-dait son organisme et qu'à aucun moment il n'a eu à faire d'efforts. Chez ces malades, la succession de l'hyperactivité à la dépression se fait uniquement par un rythme constitutionnel préétabli et sans nulle relation de cause à effet ; et ils passent d'ailleurs, avec la même aisance, parfois avec la même soudaineté, d'une période dépressive à une phase d'excita-tion.

Pour le neurasthénique, rien de tel ; on ne

relève, ni chez ses ascendants, ni chez ses collatéraux, d'état morbide analogue au sien ; ce que l'on constate peut-être, en fait d'antécédents héréditaires ou personnels, ce sont les manifestations habituelles de l'arthritisme ; encore n'en suis-je pas bien assuré...

Donc, tenons la maladie de Beard pour nettement accidentelle ; l'accident étant la fatigue invariablement.

On a coutume de redire que la fatigue du système nerveux peut provenir soit d'un surmenage intellectuel, soit d'un surmenage physique, soit d'un surmenage d'ordre émotif.

Je ne crois pas que puisse eucore subsister cette traditionnelle classification.

Au cours de la récente guerre, nous avons vu, dans l'armée française, 3 ou 4 millions de soldats, ayant à subir d'incessantes fatigues, que des nuits généralement troublées ne permettaient guère de réparer. A la lassitude des marches, des exercices, des manœuvres, des alertes, s'ajoutait cet épuisement que donnent les intempéries, la chaleur excessive, la neige, la pluie, la boue : voilà pour le surmenage physique. Quant aux émotions, je ne pense pas qu'on en ait vu d'aussi intenses, d'aussi nombreuses et d'aussi variées, les tirs de barrage, les bombardements perlés, les lance-flammes ou les nappes de gaz asphyxiants constituant un ensemble qui ne peut être aisément dépassé.

Eh bien, je l'ai dit au début de ce volume et je veux le redire, ayant vu et observé personnellement plusieurs milliers de nerveux et de psychopathes de guerre au Service central psychiatrique du Val-de-Grâce, je suis certain de n'avoir rencontré que très exceptionnellement la neurasthénie vraie. Tous les collaborateurs du service sont, sur ce point, du même avis que moi.

Mais, dira-t-on, que faites-vous de la neurasthénie traumatique ? que faites-vous des mélancolies afflictives ? Ce sont là questions que j'ai débattues assez fréquemment, en face de mes observations pour pouvoir maintenant répondre sans crainte de me tromper : il n'y a pas de neurasthénie traumatique.

Ce que l'on appelait de ce nom, c'est la psychonévrose émotive de Dupré, dont les hostilités nous ont valu des centaines de milliers d'exemplaires. Les secousses émotives légères et accumulées et celles, plus violentes, qui revêtirent la forme quasi commotionnelle, ont déterminé un état morbide évoluant de la façon suivante : 1°période de latence pendant laquelle le sujet ne se croit pas malade, cependant que se produit sournoisement l'intoxication de ses centres nerveux; 2° période légère ou intense, brève ou prolongée (d'une heure ou deux à quelques jours), de confusion mentale asthénique, simple ou onirique (Georges Dumas et Achille-Delmas) ; le malade quitte cet état d'intoxication de ses centres nerveux pour entrer dans un état psychopathique de durée généralement assez longue, qui est le plus souvent la psychonévrose émotive avec tout l'ensemble symptomatique bien connu : état subanxieux presque constant, tressaillement au moindre bruit, tendance invincible à l'impatience à l'irritabilité ou aux larmes, déséquilibre circulatoire (alternatives de pâleur et de rougeur, refroidissement des extrémités, coulées d'eau chaude sous la peau, dermographisme, tachycardie variable); déséquilibre respiratoire (étouffements, spasmes, constriction de la région thoracique, demi-raidissement du diaphragme) ; déséquilibre digestif (spasmes de l'œsophage empêchant littéralement les aliments de passer, boule émotive, appelée à tort hystérique, spasmes gastriques, pyloriques en particulier, etc., alternatives de constipation spasmodique et de diarrhée).

Voilà ce que donne l'émotion-commotion chez les sujets à constitution émotive, même légère.

Si, à leur constitution émotive, s'ajoute la constitution mythomaniaque, nous les verrons donner les manifestations de l'hystérie. Et si leur constitution dominante est la tendance paranoïaque, ils évolueront vers une psychose plus ou moins importante de revendication, de *sinistrose*, comme disait Brissaud. Cela est vrai non seulement pour les commotions-émotions de guerre, mais encore pour les accidents de toutes sortes, et il importe que ces différences soient bien connues de tous les médecins appelés à donner leur avis en pareil cas. Mais tout cela n'est pas de la neurasthénie.

Quant au rôle des émotions afflictives dans la genèse de la maladie de Beard, je n'ai jamais eu l'occasion de l'observer ; la rupture d'une liaison, la mort d'un être tendrement aimé, peuvent déterminer un état neuro-psychopathique que les psychiatres ont baptisé du nom de mélancolie afflictîve ; j'en ai observé bien des cas. Mon avis, maintenant très ferme, est qu'il ne s'agit, ici, ni de neurasthénie, ni de mélancolie, mais bien d'une psychonévrose émotive, de même nature que celle dont nous parlions il n'y a qu'un instant.

Ces éliminations faites, et elles étaient nécessaires, que reste-t-il donc pour constituer l'étiologie de la neurasthénie vraie ? Il reste le surmenage intellectuel, qui n'est pas très fréquent, l'épuisement que donne la vie désordonnée, enfin un certain nombre d'intoxications.

On observe bien quelques cas de jeunes gens doués d'un sentiment du devoir élevé ou d'un vif amour-propre, qui les conduisent à travailler au delà de leurs forces. Privés d'exercice physique, s'obligeant à réduire la part de sommeil nécessaire, souvent intoxiqués par une alimentation exagérément carnée, ils en viennent à se surmener dans le sens véritable du mot, et ce surmenage, qui devient de la neurasthénie, est d'autant plus marqué quand il leur arrive d'échouer en présence du but. Je crois bien qu'il existe, de cette sorte de causes de la neurasthénie, quelques observations indiscutables, d'ailleurs rares.

On voit aussi des jeunes filles sans hérédité verser dans un état proprement neurasthénique, à la suite d'un mariage manqué, où leur amour propre était plus en jeu que leur cœur.

J'ai vu encore la maladie de Beard résulter d'une accumulation singulière de fatigues, d'ennuis, de malchances : une de mes malades, ayant travaillé de la façon la plus dure et la plus pénible pour l'agrégation, où elle n'est arrivée qu'à la seconde tentative, s'est mariée peu après avec un homme, d'ailleurs excellent, mais qui, par une série de circonstances indépendantes de son bon vouloir, lui a causé pendant les deux premières années de leur mariage des soucis incessants. Au bout de ces deux ans il est tombé gravement malade, elle a dû le soigner et le veiller, elle a failli le perdre; quand il a été guéri, elle était, elle, en véritable état d'épuisement nerveux, se manifestant par tout l'ensemble symptomatique de la neurasthénie génitale avec ptose de la matrice. Le repos et un traitement gynécologique ont amené chez elle la guérison.

J'ai vu la maladie de Beard se développer consécutivement à des grossesses trop rapprochées ou suivies de métrorragies abondantes.

Je l'ai vu évoluer consécutivement à l'intoxication grippale, ce qui est de notion classique, et souvent après des grippes en apparence bénignes ou bien encore à des angines hyperthermiques. Il semble qu'en pareil cas l'atteinte des voies respiratoires étant médiocre, l'infection grippale agisse principalement à titre neurotoxique.

Tous ces malades sont littéralement des déprimés chez qui l'asthénie se traduit, entre autres signes, par une hypotension artérielle marquée.

J'ai décrit autrefois[1] une neurasthénie à hypertension survenant chez des sujets au voisinage de la cinquantaine, c'est-à-dire à l'époque

---

1. *Les grands symptômes neurasthéniques*, Alcan, 1902.

où le fonctionnement des émonctoires commence à exiger une surveillance spéciale; il
semble bien que, chez de tels malades, cet état
dépressif s'accentue à mesure qu'ils abusent de
l'alimentation carnée et de la médication tonique, tandis qu'au contraire les symptômes de
fatigue semblent s'améliorer par le repos,
par un régime presque uniquement végétal, par
la suppression de l'alcool, du vin et des exci-
tants du système nerveux. Ce serait une sorte
de neurasthénie toxi-alimentaire, dont les observations, passées au crible d'une critique rigoureuse, se réduisent à peu.

Et je connais encore quelques cas où il semble
bien que le surmenage soit survenu par suite
d'une existence désordonnée : dîners trop co-
pieux, nuits passées dans les dancings, les ca-
barets ou les salles de jeux, mauvais sommeil
diurne, repas irréguliers; tout cela compliqué
par le souci des pertes d'argent et le remords
de tant d'années perdues. Mais les malades
qui se comportent de la sorte sont tous des dé-
séquilibrés, presque tous des cyclothymiques,
et l'épithète de neurasthénique ne saurait leur
être appliquée.

N'oublions pas de signaler une cause de neurasthénie qui me paraît incontestable et qui, je crois, a été dégagée pour la première fois par Dupré. Quand un malade est atteint depuis un certain temps de la psychonévrose émotive, quand il a vécu pendant de longues semaines ou des mois dans les spasmes et les tremblements, les transpirations épuisantes, l'état subanxieux et l'insomnie, il lui arrive parfois de tomber dans un état d'épuisement nerveux véritable et de fournir à l'observateur tout l'ensemble symptomatique de la maladie de Beard. C'est par ce mécanisme seulement et non pas de façon directe que l'émotion conduit à la dépression neurasthénique.

Au total bien des points, il nous faut l'avouer, apparaissent obscurs, dans l'étiologie du mal neurasthénique. Le remarquable article de Meige, dans la *Pratique médico-chirurgicale*, l'excellent chapitre d'Achille-Delmas dans la *Pratique psychiatrique* (J.-B. Baillière), nous disent que le facteur le plus habituel de la neurasthénie est la combinaison du surmenage physique et des préoccupations morales prolongées; par exemple : une femme s'épuise à soigner son mari malade, à le veiller; il meurt finalement et les grandes fatigues mêlées d'angoisse, qu'elle a dû endurer, ont abouti à l'irréparable. J'incline à croire que cette hypothèse est au nombre des plus plausibles et je compte parmi mes observations quelques cas où un long effort, suivi d'une déception sans merci, semble bien avoir brisé le ressort de la tonicité.

Puisque la guerre nous a fourni un si vaste champ d'expériences, choisissons un exemple parmi ceux qu'elle nous offre.

Terriblement surprises dès les premières rencontres par la supériorité d'armements de l'ennemi, vaincues à Charleroi et à Virton, reculant sur la Marne, talonnées par l'ennemi, nos armées de 1914 eurent à fournir un prodigieux effort. Les régiments s'égaraient et se mêlaient; les vivres n'arrivaient plus que de façon irrégulière; l'écrasante chaleur rendait abominablement pénible la longueur des étapes. Et voilà que ces troupes épuisées par la fatigue, les privations, le découragement de la défaite, tout d'un coup, sur un ordre du chef, accomplissent le demi-tour héroïque que chacun sait, combattent furieusement pendant dix jours, poursuivent l'ennemi au cours de la furieuse course à la mer et soutiennent encore avant la stabilisation du front, la dure bataille de l'Yser.

Cet effort quasi surhumain, d'une invraisemblable durée, parmi des alternatives de désespoir et d'enthousiasme, que laisse-t-il debout de ce que l'on est convenu de nommer les lois de la fatigue ? Il s'est accompli, du côté français, avec très peu de cas d'épuisement nerveux, de neurasthénie vraie. Est-ce parce que la retraite s'était achevée en victoire ? En ce cas, pour se faire une opinion, il importerait de savoir si l'armée allemande, vaincue à la Marne et déçue après les plus brillants espoirs, a compté à ce moment-là un grand nombre de dépressions neurasthéniques.

Un petit livre du professeur Georges Dumas et du docteur Henri Aimé, publié chez Alcan en 1918 [1], traduit et commente les trois rapports publiés par le docteur K. Birnbaum, de Berlin, en mars 1915 décembre 1915, et mars 1916. La neurasthénie figure au premier rang des affections décrites par M. Birnbaum. Cette

1. *Névroses et psychoses de guerre chez les Austro-allemands.*

affection aurait été de beaucoup la plus fréquente dans l'armée allemande ; je ne puis que renvoyer au très intéressant petit volume de Georges Dumas et Henri Aimé. On y verra comme il est difficile de se faire une opinion sur les diagnostics portés par les neuro-psychiatres de l'armée allemande ; plusieurs d'entre eux font figurer les hallucinations de la vue et de l'ouïe parmi les symptômes habituels de la neurasthénie, manifestement confondue avec les états de confusion mentale et de psychonévrose émotive, si bien qu'aucune conclusion ferme ne paraît pouvoir être dégagée de documents, qui auraient pu être précieux, si l'on s'entendait avec un peu plus de fermeté sur la signification exacte des mots.

Parmi les causes que l'on invoque fréquemment comme productrices de la maladie de Beard, il en est une qui me paraît mériter d'être signalée : c'est l'appendicite chronique. Et voici ce que j'en puis dire. Certains malades se présentent chez le médecin avec un teint grisâtre, des conjonctives subictériques, une extrême dépression musculaire, une langueur vitale de date relativement récente et dont ils se montrent surpris ; leur fatigue redouble, nuancée d'un peu d'énervement après la marche ou vers la fin de la journée ; leurs digestions sont pénibles et ils accusent un état nauséeux, dont sourit le subtil médecin psychologue. L'auscultation la plus attentive ne révèle rien au poumon ; et pourtant, si l'on prend leur température, on constate qu'ils ont un peu de fièvre vers le soir. Avisez-vous de presser sur leur appendice : ils accusent une douleur très nette au point de Mac Burney, en même temps que pâlit leur visage et que s'accroît leur état nauséeux. Certains de ces malades, non contents d'un état de dépression physique avec hypotonie plus ou moins généralisée, acquièrent au bout d'un certain temps l'état mental neurasthénique. Il semble bien, si j'en juge par quelques observations, que l'appendicectomie apporte la guérison de cette maladie de Beard, ou, si l'on veut, de cet état neurasthéniforme secondaire. Nombre de chirurgiens, et parmi les mieux avisés, estiment qu'ils guérissent bien des cas de neurasthénie. Il y a là, je pense, une question d'étiologie d'un intérêt très vif, qu'il faudra quelque jour essayer de résoudre, grâce à des observations suffisamment bien prises pour qu'aucun doute ne puisse subsister.

Pour en finir avec l'étiologie de la maladie de Beard, il faut encore nous poser une question d'importance. Existe-t-il une cause prédisposante, un terrain particulièrement favorable à l'éclosion de cette déchéance transitoire de la tonicité ? Oui, bien probablement, puisque, en somme, les causes déterminantes dont il est question plus haut ne donnent pas, chez tous les sujets qu'elles touchent, l'éclosion de la neurasthénie.

Tout d'abord, nous pouvons affirmer, et sans crainte d'erreurs, que l'on ne constate point, chez le neurasthénique vrai, d'hérédité similaire, ni même d'hérédité neuro-psychopathique.

J'ai dit, après bien d'autres, que, par contre, l'hérédité arthritique se manifestait fréquemment. Chez les ascendants ou les collatéraux du neurasthénique, il n'est pas rare de trouver des asthmatiques, des goutteux, des cholémiques, des lithiasiques du rein ou de la vésicule biliaire, des obèses, etc.

Au cours d'un ouvrage publié en 1912[1], je me suis rallié, pour des raisons qui m'ont paru très fortes, à la doctrine si intelligente et si puissamment étayée de Poncet, à savoir que les diverses manifestations de l'arthritisme traduisent, chacune à sa façon, une réaction de défense contre une infection tuberculeuse assez bénigne pour que l'organisme ait pu la juguler. Chez les neurasthéniques c'est à peine si j'ai rencontré quelques vestiges d'une tuberculose ancienne à forme scléreuse et guérie ; si l'on fouille dans leur passé, on est conduit fréquemment à noter une grippe singulièrement persistante, une période suspecte d'amaigrissement avec fièvre. Ces sujets ont toujours de ces hypotensions artérielles extrêmes que Potain considérait comme une probabilité de tuberculose ; il semble que, chez eux, la réaction guérissante de l'infection première se soit accompagnée d'une fragilité des éléments élastiques et de la tonicité musculaire. Et ce n'est là encore qu'une hypothèse, la plus vraisemblable de toutes cependant, la prédisposition psychopathique étant, on ne saurait trop le redire, à

1. *Le bréviaire de l'arthritique,* Alcan.

écarter définitivement. La conception arthritique de la prédisposition à la neurasthénie, singulièrement rajeunie par la doctrine de Poncet et Leriche, éclaire bien des points obscurs de cette question difficile entre toutes.

———



FLEURY. — États dépressifs.

# CHAPITRE VII

## PATHOGÉNIE GÉNÉRALE

Sommaire : Les quatre conditions de la neurasthénie vraie. — Les étapes du neurasthénique. — Intervention de la cause. — Affaiblissement du tonus cérébro-spinal et sympathique. — Constitution des ptoses et des hyposécrétions glandulaires. — Modifications consécutives de l'état mental. — Tableau synoptique du mécanisme de la neurasthénie.

En somme, telle que l'observation des faits nous a conduits à l'envisager au cours des précédents chapitres, la neurasthénie nous apparaît bien nettement :

1° Comme une maladie relativement rare, habituellement confondue avec les petits états mélancoliques, qui sont de toute autre origine, et beaucoup plus fréquents.

2° Comme une maladie qui n'est nullement héréditaire, mais bien accidentelle et de nature très vraisemblablement toxique.

3° Elle est primitivement somatique et ne touche que secondairement le mental.

4° C'est une maladie de la tonicité.

L'admission des quatre propositions que voilà s'impose, pour peu qu'on y réfléchisse, à quiconque entend dégager la neurasthénie de ce qui n'est pas elle-même, éviter les confusions déplorables, les faux diagnostics, grâce à quoi il devient impossible de porter un bon pronostic et d'instituer un traitement rationnel, vraiment conforme à la nature même du mal.

L'étude des causes, l'analyse des symptômes, les résultats du traitement, tout concourt à nous faire admettre cette pathogénie.

La *psychonévrose émotive*, réveil d'une constitution plus ou moins latente, s'améliore à la longue sans jamais guérir tout à fait et voit ses symptômes s'apaiser remarquablement sous l'influence de la médication antispasmodique bien conduite.

Essentiellement constitutionnelles, les *périodes mélancoliques* guérissent de façon spontanée, à leur heure, sans que nous puissions avoir d'influence appréciable sur leur durée. Tout ce que nous pouvons faire, c'est d'aider ces malades-là à passer, appuyés sur nous, ce mauvais pas.

Un *hypocondriaque*, préoccupé de la façon la plus excessive de sa chère santé, tient son état mental de sa constitution; s'il est en même temps cyclothymique, son humeur varie selon qu'il vit en phase d'optimisme ou en période de découragement; mais, là encore, la thérapeutique la plus ingénieuse perd ses droits : régimes alimentaires, médications de toutes sortes, persuasion par le raisonnement ou par l'appel aux sentiments, suggestion, interventions chirurgicales réitérées, tout cela n'a d'autre résultat que de faire constater au malheureux malade imaginaire l'impuissance foncière de la médecine, qu'il ne perd pas une occasion de maudire ou de vilipender.

Avec le *neurasthénique vrai*, les choses se passent tout autrement.

Si l'on survient à temps, il est possible, par une médication uniquement appropriée à l'état de fatigue, d'enrayer le mal à sa période première, purement somatique, et de supprimer la période secondaire ou psychopathique. Cela s'observe rarement, parce que les sujets ne consultent habituellement le neurologue ou le psychiatre que quand leur neurasthénie évolue depuis un certain temps et quand elle s'est créée à la longue un état mental. Mais cela s'observe, pourtant, et je peux l'affirmer.

Toutes les fois que cet état mental n'est pas installé depuis un temps trop long, et qu'il n'a pas eu le loisir de devenir une habitude de penser, de se créer une sorte de personnalité indépendante, le traitement purement somatique, à savoir le repos et les médications toniques, suffisent parfaitement à dissiper du même coup les symptômes somatiques et leurs correspondants psychiques. Un peu de psychothérapie n'est utile que pour les cas, relativement anciens, que Déjerine appelait *neurasthéniques arrivés*.

Voilà en peu de mots comment je crois qu'il faut comprendre le sens du mot neurasthénie, en ne l'appliquant qu'à ce qu'il désigne bien véritablement.

Si, maintenant, nous cherchons à nous renseigner sur l'évolution habituelle d'un cas moyen de maladie de Beard et la succession des étapes qu'il a coutume de parcourir, nous constatons l'existence de quatre périodes :

*Premier temps.* — Intervention de la cause ; elle revêt tous les caractères d'un accident, l'hérédité neuro-psychopathique n'y est pour rien ; elle est d'ordre toxique et elle porte premièrement sur le système nerveux central ; là, elle détermine, sur les cellules de l'écorce grise, ce qui constitue le

*Second temps.* — Épuisement, relâchement, détente des éléments cellulaires des centres nerveux, écorce cérébrale, bulbe, moelle épinière, grand sympathique. Et tout va se passer désormais comme si l'axe cérébro-spinal et le sympathique envoyaient aux muscles de la vie de relation et de la vie végétative un influx nerveux appauvri.

*Troisième temps.* — Ptose, hypotonus musculaire et glandulaire. C'est alors qu'apparaît tout le tableau symptomatique, si incontestablement objectif que j'ai osé prononcer le mot d'anatomie pathologique de la neurasthénie, laquelle est constituée par les ptoses diverses, par les affaissements d'organes, constatables un peu partout, avec prédominances individuelles çà et là.

| ORGANES PTOSÉS | | | [illegible]TÔMES SOMATIQUES | ÉTAT MENTAL CONSÉCUTIF |
|---|---|---|---|---|
| Hypotonie des muscles : | à fibres striées. | Du visage | Traits tomb[illegible] d'hébétude, d'abattement. | Intégrité des facultés, mais lenteur psychique. Tendance à l'indécision, à l'inertie, au découragement, à la crainte, à la tristesse, aux préoccupations émotives et hypocondriaques sans racines profondes. |
| | | De la respiration | Diminution [illegible]acité respiratoire (spiromètre). | |
| | | Du larynx | Voix sourde[illegible] voilée. | |
| | | Des membres supérieurs | Maladresse[illegible]de à lever les bras, à porter des fardeaux. | |
| | | Des membres inférieurs | Fatigue, tit[illegible] besoin de s'asseoir ou de s'étendre. | |
| | | Des parois abdominales | Ptose de la [illegible]bdominale et ses conséquences. | |
| | | De l'accommodation | Asthénopie [illegible]odative. | |
| | à fibres lisses. | Dilatations ou ptoses : | | |
| | | De l'estomac | Dyspepsie a[illegible] lenteur de la digestion. | |
| | | De l'intestin | Constipation[illegible]oie; ballonnement. | |
| | | De l'utérus | Abaissement[illegible]atrice. | |
| | | Des parois vésico-vaginales | Cystocèle. | |
| | | Du crémaster | Flaccidité p[illegible]e des bourses. | |
| | | Du cœur | Hypotension[illegible]le par mollesse de l'impulsion myocardique. | |
| | | Des artères | Hypotension[illegible]rique : pâleur des téguments; refroidissement[illegible]rémités; hypoglobulie apparente. | |
| | | Du système veineux | Varices, var[illegible]hémorroïdes. | |
| Hyposécrétions glandulaires. | | Gastrique | Dyspepsie h[illegible]hydrique. | |
| | | Pancréatique | Mauvaise ut[illegible] des graisses. | |
| | | Hépatique | Insuffisance [illegible]écrétion biliaire. Insuffisance de la fonction a[illegible]ue. | |
| | | Salivaires | Sécheresse d[illegible]che. | |
| | | Cutanées | Sécheresse d[illegible]u. | |
| | | Orchitiques | Asthénie gé[illegible]minéralisation du liquide orchitique. Anesthési[illegible]e. | |
| État de la nutrition. | | | Diminution d[illegible]té de réduction de l'oxyhémoglobine. Abaissement[illegible] moins marqué de la température. Excès urique[illegible]ssement de l'urée. Abaissement[illegible]icient des oxydations. | |

Pour éviter d'inutiles redites, le plus simple est de renvoyer le lecteur au petit tableau synoptique ci-contre, en nous contentant de remarquer que, chez le neurasthénique pur, tout est maladie de faiblesse : affaissements musculaires, pauvreté des sécrétions, ralentissement de la nutrition. Il convient d'ajouter encore que la sensibilité générale, celle de la peau tout au moins, est partout et uniformément diminuée ; nos malades n'ont point de zones d'anesthésie comme celles dont se parent les hystériques, mais c'est à peine si, au début de leur traitement, ils ressentent la piqûre d'une aiguille, la grêle drue des étincelles de la machine statique, ou la cuisson que procure à la peau la friction des ampoules de haute fréquence.

Redisons que, lorsque l'émotivité s'associe à la neurasthénie, le tableau symptomatique cesse d'être purement dépressif; on voit alors l'état d'accablement céder la place à l'agitation subanxieuse, l'hypersécrétion gastrique ou sudorale succéder à l'hypochlorhydrie et à la sécheresse de la peau, et les états spasmodiques aux états d'affaissement.

*Quatrième temps.* — Modifications de l'état mental. Tous les nerfs sensitifs, venus des muscles, des tendons, des articulations, des aponévroses, des parois viscérales, des vaisseaux, des glandes, ne cessant guère d'apporter au cerveau la sensation de fonctionnement mineur, d'amoindrissement, de déchéance, l'esprit ne peut plus concevoir que des choses de même sens ; il interprète tout en harmonie avec ce cran spécial de misère fonctionnelle où le voilà momentanément fixé. L'état mental neurasthénique est un phénomène de cénesthésie légitime.

Remarquons enfin que, par une foule de points, ce tableau symptomatique se rapproche de celui de la mélancolie dépressive ou anxieuse, et l'on comprend que la confusion soit particulièrement fréquente. L'étude de la pathologie mentale nous fait connaître qu'il existe deux grandes maladies dépressives, qui se ressemblent extrêmement à un certain moment de leur évolution, et qu'il est facile de prendre l'une pour l'autre si l'on ne s'attache point à étudier cette évolution.

Dans la mélancolie, maladie constitutionnelle

plus ou moins précédée de crises analogues, l'état mental est d'emblée constitué, il est le premier des symptômes, alors que, chez le neurasthénique, il n'est que l'aboutissement tardif. Avec la notion de causes, constitutionnelles chez le mélancolique, accidentelles chez le neurasthénique, c'est là l'élément principal de discrimination. Le tableau synoptique, que nous avons inséré au chapître diagnostic, résume les différences essentielles entre les deux psychoses.

# CHAPITRE VIII

## TRAITEMENT

Sommaire : Les conditions requises d'un traitement rationnel et efficace. — Le régime alimentaire ; régime des boissons. — La cure de repos ; l'entraînement à l'exercice. — Le traitement actif de la fatigue : l'emploi de la strychnine. — L'hypoglobulie neurasthénique par hypotonicité de l'arbre artériel. — Le mécanisme du réflexe tonus. — Les injections de sels neutres (sérum artificiel légèrement hypertonique). — Le traitement de l'insomnie : de l'utilité des bromures ; les hypnotiques. — Le traitement de l'asthénie génitale masculine et féminine. — Les phénomènes douloureux. — L'état mental : la psychothérapie. — Les qualités requises pour le traitement des psychonévroses dépressives.

Après ce que nous avons dit du mal neurasthénique, il est aisé de concevoir en quoi consistera le traitement qui remplira les conditions requises : être rationnel, correspondre à la pathogénie, viser chaque symptôme, soulager le malade, hâter la guérison. Rien de tout cela n'est impossible ; une thérapeutique bien conduite doit avoir de l'efficacité lorsqu'il s'agit, non pas d'un mal héréditaire, mais d'un état morbide accidentel et, généralement, de gravité moyenne.

La neurasthénie étant d'origine toxique, — Ernest Dupré la rapprochait par ses origines et même par sa symptomatologie de la confusion mentale asthénique simple, — un régime de désintoxication paraît, tout d'abord, légitime.

RÉGIME. — Presque tous les neuro-psychiatres, même ceux qui se représentent la neurasthénie comme une pure maladie de l'esprit, mettent, pendant quelques jours, leurs malades au régime lacté, qui a, certes, ses avantages, mais qui ne va pas à la longue sans inconvénients. Nombre de dyspetiques ne digèrent le lait que de façon pénible, au prix d'une constipation opiniâtre, d'un état saburral extrêmement marqué, avec fétidité de l'haleine.

Il m'arrive souvent de mettre mes malades à l'alimentation lactée intégrale, mais seulement pour deux ou trois jours. Après quoi, je les soumets au régime végétarien pendant une dizaine ou une quinzaine de jours. Ce régime doit supprimer d'abord tous les aliments trop toxiques, tous ceux qui facilitent la fabrication des purines. Voici d'ailleurs, pour les cas les plus ordinaires, comment, après d'assez nombreux tâtonnements, j'ai été conduit à le formuler.

*Aliments interdits* : œufs, mie de pain frais, aliments acides (vinaigre, oseille); aliments gras, fritures, charcuterie (sauf le maigre de jambon), mets épicés, gibier faisandé, bouillon gras, choux, fromages faits, chocolat.

*Premier déjeuner* : miel, confitures, biscottes, thé léger, infusé seulement pendant trois minutes, café au lait (peu de café).

*Chacun des deux principaux repas* se composera de quatre plats :

une soupe maigre, ou du bouillon de légume aux pâtes ;

un plat de farineux : pâtes alimentaires ou riz, cuits au bouillon de légume ou à l'eau ; ajouter un peu de beurre frais avant de servir. De temps à autre, pour rompre la monotonie du régime, ajouter un peu de fromage parmesan ou un peu de sauce à la tomate. Légumes secs en purée : les pommes de terre, en robe de chambre, à l'anglaise, à la maître d'hôtel, à la sauce blanche ou en salade (à l'huile et au citron) ;

un *légume frais* ou une *salade cuite* ;

un *dessert* : gâteaux secs, miel, confitures, dattes, pâte de fruits, compotes, fruits crus bien mûrs, fromage blanc frais, fromage à la crème.

Pour les malades amaigris ou en état de dénutrition marquée, fromages de Gruyère, de Chester et de Hollande.

Mâcher lentement et très complètement, même les potages et les purées.

Saler très peu les aliments.

Pain rassis, biscottes ou gressins.

S'il s'agit d'un neurasthénique hypertendu, probablement uricémique ou quelque peu azotémique, et de qui les émonctoires fonctionnent mal, ce régime, uniquement végétal, peut être continué longtemps. S'agit-il, au contraire, d'un neurasthénique hypotendu, amaigri, insuffisamment nourri, il convient, au bout de douze à quinze jours, d'ajouter, au repas de midi seulement, un plat de viande grillée ou rôtie (bœuf, mouton, poulet ou veau), bien cuite, sans sauce ; ou un plat de poisson léger :

sole, merlan, truite de rivière, turbot, barbue, colin, bar ou mulet.

Le régime des boissons n'a pas moindre importance; nos ptosés, nos dilatés, nos distendus ne peuvent pas, sans inconvénients, boire en mangeant de grandes quantités de liquide, fût-ce de l'eau ; comme, d'autre part, le lavage des milieux intérieurs n'est vraisemblablement pas inutile chez ces intoxiqués, j'ai coutume de leur prescrire l'absorption, dans les vingt-quatre heures, de 8 à 900 grammes d'une eau hypominérale (Contrexéville, Vittel, Évian ou Thonon), dont le pouvoir diurétique est renforcé par addition de sucre de lait (40 à 50 grammes par bouteille).

Il importe de ne donner à nos dyspetiques neurasthéniques que des doses petites, espacées d'une heure environ, prises de préférence dans l'intervalle des repas, au moment où l'estomac a vraisemblablement évacué son contenu ; par exemple : un verre à bordeaux (100 gr.) à dix heures et onze heures du matin ; quatre heures, cinq heures et six heures après midi ; un verre à bordeaux à chaque repas, un verre à bordeaux à dix heures du soir.

§ 145 €

Chez les neurasthéniques hypertendus ou hyperchlorhydriques par hyperémotivité, je conseille de ne boire absolument rien d'autre, le vin, la bière, le cidre même, les liqueurs, le café, ne manquant point d'amener chez eux une recrudescence, soit de l'hypertension artérielle, soit de l'hypersthénie et de l'hyperacidité gastrique ; par contre, chez les véritables asthéniques je conseille souvent, au bout de quelques jours, un verre de vieux bordeaux, bien dépouillé, à la fin des repas principaux.

Sous l'influerce de ce régime des boissons, presque tous nos malades obtiennent une abondante diurèse, en même temps qu'ils voient leur teint s'éclaircir et leur amaigrissement cesser.

*Cure de repos*. — La fatigue étant le symptôme capital et presque unique en ses variétés de la neurasthénie vraie, il ne saurait être de traitement légitime, d'un cas quelque peu accentué, sans cure de repos. L'alitement, à peu près continu, convient particulièrement aux émotifs atteints d'agitation subanxieuse, de tremblement généralisé, qui vivent en tension neuro-musculaire à peu près incessante et qui, de ce fait, se consument, au sens physiologique de ce mot.

Pour ce qui est des asthéniques, il est manifestement utile de leur conseiller onze heures de lit, de neuf heures du soir à huit heures du matin, plus, si cela leur est possible, une heure de repos après le repas de midi ; à moins qu'ils ne soient en état de dépression tout à fait profonde, il convient de les entraîner progressivement à l'exercice le plus simple et le plus hygiénique qui soit : la marche au grand air. On peut encore leur conseiller la gymnastique médicale, à condition qu'elle ne soit pas commencée trop tôt, qu'elle soit conduite de façon lentement progressive et par un homme compétent. J'ai vu bien des fois l'abus de l'exercice, l'entraînement prématuré, déterminer une rechute. La cure de repos est d'autant plus efficace qu'elle est faite dans une pièce largement aérée, jour et nuit, en toutes saisons.

*Le traitement actif de la fatigue.* — Il me paraît ne devoir être que très modérément médicamenteux ; j'ai été conduit à proscrire tous les vins pharmaceutiques, toutes les substances telles que la caféine, la coca, la kola qui me semblent avoir le double inconvénient d'irriter l'appareil digestif et d'exciter outre mesure le système nerveux. Usons rarement de strychnine, sauf chez les malades dont l'estomac est très atone et l'anorexie très marquée. On peut leur prescrire alors des pilules apéritives ainsi formulées :

> Quassine amorphe . . . . . 1 centigramme.
> Sulfate de strychnine. . . . . 1 milligramme.
> Excipient . . . . . . . . . Q. s.
> Pour une pilule n° 20.
> Une pilule à chacun des principaux repas.

Bien entendu, toute médication très hypersthénisante doit être proscrite chez les hypertendus et chez les émotifs. On peut obtenir des résultats encourageants chez les purs déprimés par la strychnine à doses progressives; par le cacodylate de soude ou par l'association tout à fait banale et courante de ces deux médicaments. La liste est longue des toniques introduits, depuis une quarantaine d'années, en pharmacologie, au service des malades atteints de psychonévrose ou de psychose dépressive; je me garderai bien de les énumérer. On peut obtenir, sans avoir recours à ces agents chimiques, des cures extrêmement intéressantes et qui ont l'avantage d'agir mécaniquement sur la tonicité. Leur usage est basé sur la petite expérience que voici :

Chez un neurasthénique franchement déprimé et hypotendu, prenez, à la pulpe d'un doigt, une goutte de sang et faites la numération des hématies : vous constaterez à peu près toujours une hypoglobulie, le chiffre des globules rouges se tenant entre 3 millions et 3 millions 500.000. Pratiquez chez ce malade une injection hypodermique de 3 à 5 centimètres cubes d'un sérum artificiel légèrement hypertonique ; dix ou quinze minutes après, refaites la numération des globules et vous constaterez que le chiffre des hématies s'est élevé aux environs de la normale (4.500.000). On pense bien qu'en un temps aussi court, il ne saurait s'agir d'une hématopoïèse véritable. La seule explication plausible me paraît être celle-ci : en état d'hypotension par relâchement des parois artérielles, les vaisseaux, pour que leur cavité soit toujours pleine, empruntent de l'eau, du plasma aux tissus qu'ils traversent. Sous l'influence de l'injection saline, qui détermine un relèvement presque immédiat de la pression sanguine, se produit un resserrement de la tunique musculaire ; le calibre de l'arbre artériel tout entier diminue, il se fait vraisemblablement une chasse d'eau dans les tissus périvasculaires, et une véritable concentration de globules qui, tout en n'étant pas, en réalité, plus nombreux, apparaissent plus tassés et sont comptés en plus grand nombre dans le champ de l'hématimètre. Ce phénomène d'hyperglobulie instantanée a été constaté, d'ailleurs, dans des circonstances analogues, par Winternitz après la douche froide, par John Mitchell après le massage général, par Oudin après inhalation d'ozone, par Brouardel après l'ingestion de purgatifs salins, par le professeur Viault après l'ascension de la Cordillère des Andes, et par moi-même sur des sujets que j'avais soumis à l'aspiration, pendant une demi-heure, d'un air mélangé de vapeurs d'acide fluorhydrique.

Ce même phénomène d'hyperglobulie rapide a été relaté après l'injection sous-cutanée de certaines substances médicamenteuses, et notamment du cacodylate de soude ; mais il me paraît, au point de vue expérimental, plus rationnel d'éliminer toute substance à action chimique active. Du même coup, l'injection hypertonique, et du reste tous les autres moyens thérapeutiques que nous venons d'énumérer (douche, massage général, purgatif salin, altitude, vapeurs irritantes) déterminent la production d'un second phénomène de même sorte, un accroissement notable de l'activité de réduction de l'oxyhémoglobine, mesurée avec l'appareil de Hénocque ; et il est fréquent que les malades accusent, du même coup, une diminution de leur fatigue, un sentiment d'euphorie à la fois physique et mental [1]. Tout cela d'ailleurs transitoire, fugace et n'agissant avec quelque durée que si l'injection est réitérée à des intervalles

1. Voici les différents moyens que j'ai utilisés pour mettre en vibrations modérées l'une des grandes périphéries sensitives : la la surface cutanée par les bains de lumière, les douches chaudes ou froides, les bains salés ou sulfureux, les étincelles électriques : les surfaces musculaires, articulaires, tendineuses, aponévrotiques, par le massage profond ; la surface pulmonaire par des inhalations d'oxygène, d'ozone, de vapeurs doucement irritantes, d'air comprimé ; la surface circulatoire, au moyen de substances non toxiques et notamment de solutions salines ; la surface digestive, par telles substances alimentaires ou médicamenteuses dont l'action est toute mécanique. C'est, du reste, par un procédé purement physique qu'agit le repas quand il procure à tout homme fatigué un immédiat rehaut de forces, bien longtemps avant que puisse commencer l'utilisation chimique des aliments par l'organisme.

assez rapprochés, pendant un temps suffisamment prolongé.

On dirait que, pour un moment, cette maladie du tonus qu'est la neurasthénie tend à disparaître sous l'influence de l'une quelconque de ces médications physiothérapiques. Quel peut être le mécanisme de cette thérapeutique, qui n'étant pas chimique, ou l'étant extrêmement peu, a d'autant moins de chances de se montrer toxique ? Pour le comprendre, il nous faut recourir à la fameuse expérience de Brondgeest : elle nous apprend que le tonus d'un muscle cesse d'être, aussitôt que l'on coupe la racine sensitive du nerf mixte ; elle démontre en somme que le tonus est un réflexe.

Mais si le tonus est un réflexe permanent, c'est qu'il est continuellement entretenu par des excitations centripètes, venues du monde extérieur et portant sur nos périphéries sensitives. Les agents thérapeutiques, non chimiques, procèdent par un mécanisme tout à fait comparable : en stimulant l'une quelconque des terminaisons sensitives[1], par le massage

---

1. Dans son ouvrage : *Lois générales de l'hypodermie,* Jules Chéron a démontré qu'il s'agit bien, non d'une action chimique,

général, par la friction au gant de crin, par la douche, par les étincelles de la machine statique ou la friction à l'aide des ampoules de haute fréquence. Si enfin, grâce à une injection saliue, nous provoquons une irritation légère de cette vaste surface sensitive qu'est l'endothélium de tout l'arbre circulatoire, nous tendons à accroître, en l'atteignant par la voie centripète, le phénomène réflexe du tonus.

Ainsi donc il existe, fondée sur la physiologie classique, une conception mécanique de cette maladie de la tonicité qu'est la neurasthénie, et la thérapeutique qu'il me paraît sage d'employer pour les asthéniques vrais en découle directement.

Le régime alimentaire, le régime des boissons, le repos, les médications toniques que nous venons de dire : voilà l'essentiel de la cure d'un état asthénique franc, d'origine toxique. Il suffit presque à l'amélioration de l'ensemble symptomatique, des troubles digestifs, de l'asthénie génitale et de la dépression mentale.

---

mais d'une action purement mécanique, le même résultat étant obtenu quelle que soit la nature du liquide injecté, à condition que ce liquide ne soit pas toxique et qu'il présente une certaine densité.

Pour combattre la constipation, il est souvent utile de recourir à une médication supplémentaire : je donne volontiers à mes malades, une demi-heure avant chacun des trois repas, 100 à 150 grammes d'une préparation alcaline chaude, celle de Hayem, celle de Bourget (de Lausanne) modifiée de la façon suivante :

Phosphate de sodium . . . . . . 10 grammes.
Sulfate de          —     . . . . . . 4    —
Bicarbonate de —          . . . . . 3    —
Pour un paquet ; un paquet pour un litre d'eau.

Chez les constipés rebelles on peut augmenter jusqu'à 6 ou 8 grammes la dose de sulfate ; chez les anorectiques, il est bon d'accroître la dose de bicarbonate et d'ajouter un peu de chlorure de sodium, médicaments qu'il faut, au contraire, réduire chez les hyperchlorhydriques et les hypertendus.

*Traitement de l'insomnie.* — Dans les cas légers, il suffit parfois de la cure de repos, de la médication tonique et du régime alimentaire pour redonner à l'organisme le pouvoir de dormir d'une façon spontanée et normale ; mais la plupart du temps l'agrypnie est due beaucoup moins à la neurasthénie proprement dite qu'à l'association morbide de la maladie de Beard avec l'hyperémotivité. Dans ce cas, il est indispensable de recourir à la médication calmante et même de commencer par elle, quitte à n'employer que plus tard le traitement tonique.

La médication bromurée est ici du plus grand secours ; elle est infiniment supérieure aux préparations de valériane, universellement employées, mais qui n'ont, ainsi que l'a montré le professeur Pouchet, qu'une très médiocre action antispasmodique.

C'est, je pense, au bromure de sodium qu'il faut donner la préférence ; il est certainement de tous le moins brutal et le mieux toléré. Quand on prend soin de l'associer à la préparation alcaline chaude et à l'eau lactosée dont nous avons parlé plus haut, son élimination rapide par le rein et par l'intestin est parfaitement assurée. Il suffit souvent de 2 grammes donnés au milieu du repas du soir, pour procurer aux malades une nuit calme, sinon un très profond sommeil. Si, malgré cette dose, l'insomnie persiste, il est parfaitement légitime d'avoir recours aux médicaments hypnotiques légers : chloral, paraldéhyde, sulfonal, trional, hydrate d'amylène, uréthane, véronal, dormiol.

L'idée que l'insomnie neurasthénique est un symptôme créé ou très accru par l'imagination des malades, et qu'il convient de la combattre par la seule persuasion, est, à mon sens, parfaitement fausse ; je n'ai jamais vu la psychothérapie donner ici le moindre résultat.

Tout ce que nous venons de dire de l'insomnie des neurasthéniques émotifs est vrai de tous les symptômes issus de l'association de la maladie accidentelle neurasthénie et de la constitution hyperémotive. On a coutume de consacrer un important chapitre aux obsessions neurasthéniques et aux phobies. Or, il n'existe pas d'obsessions ni de phobies neurasthéniques ; ce sont là manifestations uniquement liées à l'hyperémotivité, à la névrose d'angoisse.

*L'asthénie génitale*, chez les asthéniques purs, est uniquement justiciable du traitement tonique général ; elle disparaît en même temps que les autres symptômes dépressifs, sans qu'il soit nécessaire de lui consacrer une médication particulière. Il importe de ne pas oublier que le diagnostic est toujours à faire avec l'impuissance de nature émotive, laquelle ne s'améliore que sous l'influence de la médication sédative.

Pour ce qui est de l'asthénie génitale de la femme, consistant principalement en une ptose utérine, parmi tout un ensemble d'autres ptoses abdominales, il convient de la traiter par l'hygiène générale que nous avons prescrite : régime, repos, injections hypodermiques de sérum artificiel, par les injections locales très chaudes (45 à 48°) très abondantes (6 à 8 litres, deux fois par jour), par les pansements glycérinés décongestionnants, et enfin par le *massage* utérin (méthode de Thure-Brandt). Chez les malades à tendances hypocondriaques, qui s'exagèrent la gravité de leur mal et en viendraient facilement à ne plus quitter le lit ou la chaise longue, le massage général et puis, plus tard, l'entraînement progressif à la marche.

*Phénomènes douloureux.* — Il s'agit ici principalement de la céphalée en casque, ou de la plaque douloureuse de la nuque et de la plaque sacrée. Ce sont des douleurs de fatigue et de tiraillements sur les extrémités tendineuses ; le seul médicament qui paraisse avoir quelque action est celui qui résulte de l'association de la caféine et de l'aspirine. Ici encore la thérapeutique mécanique me paraît préférable : massage local, bains statiques avec localisation de l'effluve sur le point douloureux, frictions à l'ampoule de haute fréquence. Ces moments douloureux diminuent d'intensité et se raréfient à mesure que se reconstitue la tonicité générale.

*L'état mental. La psychothérapie.* — En théorie, si l'on adopte notre conception du mal neurasthénique, maladie accidentelle, d'origine toxique, où l'état mental n'est qu'une manifestation secondaire, la suggestion, la persuasion, la rééducation psychique ne peuvent jouer qu'un rôle de second plan. Pratiquement, il en va de même ; pas plus que les phénomènes de fatigue et de ptose, l'état d'indécision, de découragement, de tristesse, d'inertie, de crainte, ne cèdent à autre chose qu'à la médication physique, reconstituante du tonus. Quand le tonus est à peu près revenu à la normale, l'état mental consécutif est bien près de se dissiper. Encore une fois, la neurasthénie vraie est une maladie du soma, qui guérit par le traitement somatique.

Avec le professeur Jean Lépine (de Lyon), avec Bernheim (de Nancy), avec Babinski, dont la doctrine claire et simple a si puissamment contribué à dégager l'hystérie du chaos, et du même coup, les autres psychonévroses, je pense que rien n'est plus vain que de vouloir démontrer à un neurasthénique qu'il n'est ni fatigué, ni dyspeptique, ni génitalement diminué. Trente années d'observation attentive m'ont prouvé que l'on ne peut point, par suggestion, reproduire l'un quelconque des symptômes neurasthéniques chez un sujet qui ne l'avait pas encore — ni par persuasion l'abolir. En fait, affirmer à un neurasthénique qu'il va très bien quand il a conscience du contraire, ou qu'il va mieux quand il se sent plus mal, cela ne sert à rien, sinon à lui mettre en tête qu'on ne le comprend pas ; tandis que, si quelqu'un de son entourage lui trouve les traits tirés ou le teint plombé, on lui dit une chose qu'il accepte facilement parce qu'elle corrobore le sentiment qu'il éprouve sans cesse du mauvais état de son organisme. Il n'est sensible à l'optimisme de son médecin que les jours où, de lui-même, il a ressenti un bien-être inaccoutumé; encore, l'encouragement qu'il en éprouve est-il infiniment fragile, et prêt à s'effondrer aussitôt que sa cénesthésie lui reparle de déchéance et d'impouvoir.

Le thérapeute doit donc, avec cette sorte de malades, se garder de vouloir les tromper par des affirmations grossièrement catégoriques. Certes, il lui faut chercher, par tous les moyens en son pouvoir, à faire renaître l'espérance, mais seulement pour l'avenir; quand on a soin d'avertir son malade que la guérison, parfaitement certaine, n'évoluera pas selon une courbe régulièrement ascendante et qu'on n'évitera probablement pas de petites rechutes, du reste de moins en moins fréquentes, de moins en moins pénibles et de plus en plus courtes, on fait vraiment besogne utile.

Ce que le neurasthénique désemparé doit trouver dans l'homme qui le soigne, c'est d'abord un appui, une sorte de tuteur où pourra désormais s'étayer sa faiblesse morale. Il sera une fois pour toutes convenu que le patient s'efforcera de ne plus accabler l'entourage de ses plaintes et de les réserver pour l'heure de la consultation; en échange de quoi le médecin traitant s'engage à n'être pas pressé, à écouter les doléances du malade, quitte à le devancer par un interrogatoire, tel que le neurasthénique puisse s'apercevoir que le spécialiste auquel il se confie a déjà vu nombre de cas pareils au sien. Inspirer confiance, communiquer à son interlocuteur le sentiment qu'on en a vu bien d'autres et qu'on est parvenu à vaincre des misères pires encore, ce n'est pas faire de la suggestion, ni même de la persuasion au sens précis de ces deux mots : c'est seulement indiquer au patient qu'il est en des mains expertes, et qu'il a bien le droit de croire qu'on va l'aider à retrouver ce qui lui manque, le sens de la sécurité. Il faut, en un mot, inspirer au neurasthénique le sentiment de confiance et, si possible, quelque sympathie.

En cet homme auquel il se confie et s'abandonne, le psychopathe déprimé doit sentir, dès la première entrevue, d'abord un praticien expérimenté, qui a tout vu en pareille matière, et qui connaît, avant qu'on les lui dise, les symptômes du mal; et encore, une âme ferme et nullement brutale, ni même autoritaire, mais qui — à force de faire ce métier — a acquis cette chose indéfinissable, faite de calme, de bonté, d'énergie, de persévérance, qu'on appelle l'autorité; il doit sentir encore la sympathie, une manière de fraternité discrète et digne — tout à fait différente de cette familiarité un peu commune et qui s'use si vite, — assez profonde, cependant, pour que le patient puisse compter, une fois pour toutes, sur le dévouement de celui qui va prendre en mains sa défense. Inspirer confiance, procurer à un être désemparé le sentiment de sécurité, c'est là l'essentiel de la cure psychothérapique en matière de neurasthénie.

Quand un malade de cette sorte vient nous voir pour la première fois, écoutons-le patiemment. Si notre salon plein de monde nous presse d'en finir, disons nettement au nouveau venu que le temps nous manque aujourd'hui pour un examen consciencieux que nous entendons faire, et fixons-lui, pour le lendemain, un rendez-vous à un moment où nous serons sûrement de loisir [1].

1. Voir *Grands symptômes neurasthéniques*, F. Alcan, éditeur.

Et tout en accueillant notre malade avec la bonne grâce et l'humanité qui conviennent, ne pensons pas tout bas que nous avons affaire au pire des fâcheux. Il faut savoir s'intéresser aux récits, même longs et pleins de redites.

N'oublions pas que ce sont, après tout, les hystériques, les mélancoliques, les émotifs, les revendicants et aussi les neurasthéniques qui ont fourni à quelques bons observateurs les éléments de presque toute la psychologie objective moderne. Quiconque les juge ennuyeux n'a qu'à se mêler d'autre chose.

Étant prouvé que notre neurasthénique est fermé à la suggestion proprement dite, et qu'il ne se laisse point persuader par des affirmations qui se bornent à contredire ce qu'enregistre son cerveau, quelle sorte de psychothérapie allons-nous donc utiliser ?

La dépression physique est améliorée ; la pression sanguine s'est relevée, les atonies diverses tendent chaque jour à disparaître ; mais le malade, trop émotif ou trop préoccupé de soi, demeure cramponné à ses habitudes de sentir, de penser et de ne pas agir ; embourbé dans un état mental qui a perdu sa légitimité, il continue à voir le réel sous le jour livide de l'insécurité et du pessimisme.

La force pour agir, il l'a récupérée. Il n'y a plus qu'à lui apprendre à en faire un usage utile.

Redonner du tonus à un névropathe sans l'entraîner à s'en servir, c'est faire d'aussi mauvaise besogne que celle qui consisterait à changer un estomac anachlorhydrique en hyperchlorhydrique, sans donner d'aliments en pâture à un suc gastrique trop riche : le malade souffrira toujours de l'estomac ; il n'en faudrait cependant pas conclure que le traitement n'a pas agi.

Le moment est venu de faire de l'entraînement. Tous les déprimés ont une tendance à vivre de façon monotone, à continuer ce qu'ils ont commencé, à reproduire les mêmes actes, à contracter des habitudes. Or, il dépend de notre thérapeutique que ces habitudes, fâcheuses ou vaines, deviennent bonnes et utilisables. Voilà de la psychothérapie utile et nullement chimérique.

Dans un ouvrage antérieur [1], j'ai minutieuse-

1. *Introduction à la médecine de l'Esprit*, F. Alcan, éditeur.

ment exposé les résultats de mes observations sur la façon dont il est possible de substituer l'habitude féconde aux routines où se gaspille automatiquement l'existence de tant d'hommes, d'ailleurs intéressants. Souvent, disais-je, un grand esprit ne diffère d'un psychopathe que par la beauté de son idée fixe et l'excellence de ses habitudes. Je crois aujourd'hui encore que cette conception contient une part de vérité et qu'on en peut tirer des règles pour l'hygiène du travail.

Qu'il s'agisse de labeur intellectuel ou musculaire, le réentraînement pour le neurasthénique ne saurait être que très sagement progressif. J'ai coutume de donner à mes malades un règlement de vie, un ordre du jour, comme disait Brissaud, avec augmentation progressive des moments consacrés à l'attention voulue.

Je ne m'attarderai point sur les mêmes prescriptions de ce régime de réentraînement. Je dirai seulement que la même méthode n'est pas applicable indistinctement à tous les caractères. Si l'on veut aller vite — et c'est notre devoir de guérir nos malades aussi promptement que possible —, il importe de faire un examen psychologique de chaque sujet en traitement. Chacun d'eux possédera, à un degré plus ou moins marqué, soit l'éthisme, le sentiment du devoir, soit la sociabilité, le désir de briller et de plaire, soit enfin l'avidité qui est la tendance naturelle à s'enrichir, intellectuellement ou pécunairement. Selon la dominante psychologique qui nous apparaîtra, nous serons outillés, en prenant l'homme par son faible, pour l'inciter à sortir de son inertie ; et si nous savons frapper juste, ce moyen hâtera certainement le rétablissement de son état mental.

Restent un certain nombre de questions secondaires à résoudre, sur lesquelles nous passerons rapidement. Je ne crois pas que, pour les cas de gravité moyenne, l'isolement soit nécessaire ; la plupart des neurasthéniques peuvent être soignés dans leur milieu habituel, pour peu que la famille veuille se faire la collaboratrice du médecin ; chez quelques-uns, l'entrée en convalescence est hâtée s'ils n'ont pas rompu tout contact avec leurs affaires.

En vue de guérir la maladie de Beard, on sait qu'une certaine école préconise le repos complet, voire même l'immobilisation au lit pendant des semaines entières, complétées par la suralimentation et le massage. Cette hygiène constitue ce que l'on appelle la méthode de Weir-Mitchell. A l'encontre de celle-là, la méthode du regretté Fernand Lagrange consiste à entraîner peu à peu et constamment les déprimés à des exercices physiques chaque jour un peu plus importants. Ici encore, c'est une question d'espèce. Redisons que l'alitement systématique est tout à fait indiqué chez les grands émotifs qui maigrissent rapidement; quant à l'exercice physique, il n'est utilisable qu'après réparation de la tonicité par le traitement somatique; il serait absurde d'user les forces d'un malade qui n'en a guère. Brissaud a dit à ce propos : « Vouloir imposer à un neurasthénique des exercices physiques auxquels il se refuse » — je crois qu'il eût mieux valu dire prématurés —, « c'est méconnaître la nature même de sa maladie, c'est le lancer sur un obstacle insurmontable, c'est lui prescrire un remède nuisible... il n'y a pas de plus mauvais conseil à lui donner que celui d'oublier son mal par l'entraînement physique ; l'épuisement neurasthénique ne s'oublie pas ainsi sur commande ; le résultat ne se ferait pas attendre : le malade aurait, une fois de plus, la démonstration de son incapacité et sa neurasthénie morale s'en accroîtrait d'autant. »

Longtemps, la mode fut de faire voyager, accompagnés d'un jeune interne, les sujets atteints de psychoses dépressives ou émotives ; on n'a plus guère, de nos jours, recours à ce moyen, l'expérience nous a montré que les irrégularités de régime alimentaire, les longues étapes en chemin de fer, les visites des monuments et surtout des musées, l'impossibilité de tout recueillement, constituent un surmenage de tous les jours. L'accumulation précipitée d'images toujours renouvelées, tout ce que l'on cherche à apprendre pour meubler son esprit ne réussit guère qu'à étourdir et à accabler davantage le cerveau d'un épuisé du système nerveux ; aussi a-t-on pu dire que le voyage profite surtout à l'interne accompagnateur.

Et demandons-nous, pour finir, ce qu'il est possible de faire pour la prophylaxie de la neurasthénie.

Je serais tenté de répondre : à peu près rien, étant donné qu'il s'agit d'une maladie accidentelle, dont on ne saurait prévoir l'accident initial.

Nous ne sommes point armés encore pour lutter contre l'arthritisme qui paraît bien constituer le terrain favorable à la neurasthénie.

Sans cesse, l'on propose à notre imitation l'éducation qui est de mode en Angleterre et aux États-Unis, pays où, semble-t-il, la culture morale est particulièrement soignée, où la force d'âme est le mieux entraînée, où le dédain des maladies est le plus universellement prêché. On sait que la *Christian Science* va jusqu'à dénier toute réalité au mal physique.

Il semble bien que ce soit précisément dans le pays du self-contrôle, du gouvernement de soi-même, et de l'entraînement systématique au calme, que l'on observe le plus grand nombre de cas de maladies émotives ou dépressives.

Nous avons vu, pendant la guerre de 1914, que le soldat américain et le soldat anglais, plus grands et plus beaux de structure que notre paysan français, ne possédaient pas au même degré que lui la résistance à la fatigue musculaire, aux marches, au port des fardeaux, aux insomnies, au manque de nourriture, et que, d'autre part, ils supportaient moins longtemps et moins bien les ébranlements nerveux de l'avant.

Certes, cette éducation anglo-saxonne porte en elle-même sa beauté, mais il apparaît clairement qu'on s'est exagéré son importance pratique.

Une maladie accidentelle comme la neurasthénie, une maladie constitutionnelle comme la dépression cyclothymique, pour peu qu'elles atteignent un certain degré d'intensité, dépassent les limites du bon vouloir humain. J'ai déjà attiré l'attention de mes lecteurs sur ces mélancoliques anxieux qui, pour avoir voulu renoncer aux médicaments calmant leur hyper-émotivité et leur permettant de dormir, et pour n'avoir voulu recourir qu'à leur dignité d'homme, ont fini par le suicide. Bien des neurasthéniques, pour avoir voulu lutter trop longtemps contre la fatigue qui les submergeait, ont fait une maladie bien plus grave qu'elle n'eût été s'ils avaient cédé quelques semaines plus tôt : ce sont choses que doit savoir un médecin de psychopathes.

---

*Voilà l'essentiel de ce que j'avais à dire touchant le mal neurasthénique, dont la psychiatrie de guerre, si terriblement instructive, m'a permis de faire l'indispensable démembrement.*

*Ce petit ouvrage ne va pas sans redites, qui nuisent, je m'en rends bien compte, à sa bonne ordonnance. Certaines notions, à mon sens capitales, me paraissent, encore aujourd'hui, si souvent méconnues, que j'ai ressenti le besoin de les ressasser et, si je puis dire, de les marteler, ce qui constitue, après tout, une méthode d'enseignement utile. Et je n'ai voulu qu'être utile.*

FIN

ÉVREUX, IMPRIMERIE CH. HÉRISSEY. 594